Angelika Feichtner

Palliativpflege
Ein Lehrbuch für PflegehelferInnen

Angelika Feichtner

Palliativpflege

Ein Lehrbuch für PflegehelferInnen

facultas.wuv

Bibliografische Information der Deutschen Nationalbibliothek
Die Deutsche Nationalbibliothek verzeichnet diese Publikation in der Deutschen Nationalbibliografie; detaillierte bibliografische Daten sind im Internet über http://dnb.d-nb.de abrufbar.

1. Auflage 2012

facultas.wuv Universitätsverlag, Wien, Österreich

Grafik & Satz: Florian Spielauer, Wien
Umschlaggestaltung und Druck: Facultas Verlags- und Buchhandels AG
Printed in Austria
ISBN 978-3-7089-0776-5

Inhaltverzeichnis

Vorwort 9

1 *Entwicklung und Geschichte – von der Hospizidee zu Palliative Care* 11

2 *Palliative Care* 13
- 2.1 Grundsätze von Palliative Care 14
- 2.2 Wann beginnt Palliative Care? 16
- 2.3 Mythen und Missverständnisse über Palliative Care 16
- 2.4 Wer braucht Palliative Care? 17
- 2.5 Palliative Care – PatientInnengruppen 18

3 *Palliative Pflege* 18
- 3.1 Unterschiede zwischen kurativer und palliativ orientierter Pflege 19
- 3.2 Palliativpflege im Krankenhaus 20
- 3.3 Palliativpflege im Pflegeheim – Palliative Geriatrie 23
- 3.4 Palliativpflege in der Hauskrankenpflege 26
- 3.5 Palliativpflege in Hospizen und Palliativstationen 26

4 *Palliative Versorgungsstrukturen – der aktuelle Stand in Österreich* 28

5 *Haltungen in Palliative Care* 29
- 5.1 Lebensqualität bei PalliativpatientInnen 32
- 5.2 PatientInnen – Orientierung 34
- 5.3 Selbstbestimmung 35

6 *Würde* 39

7 *Kommunikation* 41

8 *Das interprofessionelle Team* 44
- 8.1 Was ist ein Team? 44
- 8.2 Wer gehört zum Team? 44
- 8.3 Voraussetzungen für eine gelingende Zusammenarbeit 46
- 8.4 Konflikte 46
- 8.5 Stolpersteine in der Zusammenarbeit verschiedener Professionen 48

9 *Grundpflege bei PalliativpatientInnen* 49

10 *Symptomlinderung in der Palliativpflege* 51
10.1 Symptomlinderung bei Atemnot 51
10.2 Terminale Rasselatmung 55
10.3 Schmerz 55
10.3.1 Schmerzformen 57
10.3.2 Schmerz-Assessment und Dokumentation 58
10.3.4 Medikamentöse Schmerztherapie bei chronischen Schmerzen 70
10.3.5 Nichtmedikamentöse und komplementäre Maßnahmen zur Schmerzlinderung 72
10.3.6 Total pain (Totaler, umfassender Schmerz) 77

11 *Orale Schleimhautveränderungen* 79
11.1 Assessment von oralen Schleimhautveränderungen 81
11.2 Mundhygiene bei PatientInnen mit oralen Schleimhautveränderungen 83
11.3 Praxistipps zur Behandlung der Mundtrockenheit 84

12 *Ernährung von PalliativpatientInnen* 85
12.1 Ernährungsempfehlungen 87
12.2 Die Situation der Angehörigen 88

13 *Vorausschauende Notfall- und Krisenplanung* 89

14 *Der Sterbeprozess* 95
14.1 Das Schmerz-Assessment in der Sterbephase 101
14.2 Unterstützung der Angehörigen 101
14.3 Wenn der Tod eingetreten ist – Pflege Verstorbener 104
14.4 Kinder als Angehörige 107
14.5 Abschiede der Pflegenden 108

Schlusswort 110

Literaturverzeichnis 111

Es geht darum, zu verstehen, dass Leben und Tod lediglich zwei verschiedene Aspekte derselben Sache sind. Diese Erkenntnis ist vielleicht das einzig wahre Ziel jener Reise, zu der wir alle mit unserer Geburt aufbrechen; eine Reise, von der ich selbst auch nicht allzu viel weiß, außer, dass die Richtung – davon bin ich heute überzeugt, – von außen nach innen geht und vom Kleinen zum immer Größeren.

Tiziano Terzani

Vorwort:
Warum ein Buch über Palliativpflege für PflegehelferInnen?

Die Entwicklungen und Fortschritte der modernen Medizin führen nicht nur zu einer Zunahme von komplexen medizinischen und pflegerischen Betreuungssituationen, sie bergen auch die Gefahr, dass das Leiden des betroffenen Menschen nicht mehr im Mittelpunkt steht, sondern das medizinisch-technisch Machbare.

Für eine adäquate Versorgung schwerkranker und sterbender Menschen scheint ein Paradigmenwechsel Voraussetzung zu sein: Damit die Linderung von Leiden in den Vordergrund gestellt werden kann, ist eine Akzeptanz der Endlichkeit und damit eine Abkehr von einer kurativen Therapie „um jeden Preis" erforderlich.

In der Pflege von schwerkranken und sterbenden Menschen sind spezielles Wissen und eine respektvolle, achtsame Haltung der Pflegenden von entscheidender Bedeutung. Wenn es nicht mehr um die Wiederherstellung der Gesundheit gehen kann, ist das Ziel der pflegerischen Betreuung das größtmögliche Wohlbefinden der PatientInnen.

Einen ganz besonderen Bedarf an palliativer Betreuung haben die alten, hochaltrigen und dementen Menschen in den Pflegeheimen. Geriatrische Patienten und Patientinnen leiden vielfach an verschiedenen, lebensbegrenzenden Erkrankungen, die mit einer Reihe belastender Symptome verbunden sind. Zugleich sind die alten Menschen durch demenzielle Veränderungen oft nicht mehr in der Lage, ihre Bedürfnisse entsprechend mitzuteilen, deshalb ist es von entscheidender Bedeutung, dass ihre BetreuerInnen in der Altenpflege nicht nur über spezielle, kommunikative Fähigkeiten, sondern auch über entsprechendes Palliative Care-Wissen verfügen.

PflegehelferInnen arbeiten nahe am Patienten, an der Patientin. Sie verbringen viel Zeit mit den kranken Menschen und bei pflegerischen Maßnahmen, wie zum Beispiel bei der Körperpflege, entsteht oft eine besondere Nähe. Daher ist es unabdingbar, dass PflegehelferInnen entsprechend darauf vorbereitet sind, wie sie den Bedürfnissen dieser speziellen Gruppe von PatientInnen begegnen können.

Es geht darum, durch eine kompetente, achtsame und respektvolle Pflege dafür zu sorgen, dass belastende Symptome und Einschränkungen durch die Erkrankung die Qualität der verbleibenden Zeit dieser Menschen möglichst wenig beeinträchtigen.

Pflegende, unabhängig davon, ob sie der Berufsgruppe der diplomierten Gesundheits- und Krankenschwestern/pfleger, der PflegehelferInnen oder der SozialbetreuerInnen für Altenpflege angehören, tragen eine besondere Verantwortung in der Pflege und Betreuung schwerkranker und sterbender PatientInnen.

Ähnlich wie das Können, das Wissen und die Haltung einer Hebamme den Verlauf einer Geburt entscheidend beeinflussen können, so haben Pflegende auch einen Einfluss auf die Lebensqualität der Zeit des Sterbens.

Das vorliegende Buch soll PflegehelferInnen ermutigen, sich den Herausforderungen palliativer Pflege zu stellen und es soll ihnen das dafür erforderliche Handwerkszeug bieten. Darüber hinaus wünsche ich den Pflegenden, dass sie in der Begegnung mit sterbenden Menschen und ihren Angehörigen wertvolle Impulse für ihre Arbeit und darüber hinaus für ihr eigenes Leben wahrnehmen können.

1 *Entwicklung und Geschichte – von der Hospizidee zu Palliative Care*

Seit dem Beginn des Christentums gibt es Hospize. Der Begriff „Hospiz“ leitet sich vom lateinischen „hospitium“ ab und er bedeutet soviel wie Gastfreundschaft und Herberge. Im Mittelalter bildeten sich eigene Hospitalorden. Im Rahmen dieser Klöster, insbesondere in entlegenen Gebieten wie an Alpenpässen und Flussübergängen entlang der Pilgerwege, wurde Pilgern oder Reisenden, aber auch Kranken und Sterbenden Schutz und Hilfe angeboten (Höfler 2001).

Am Ende des 19. Jahrhunderts wurde die Idee der Hospize von den Irish Sisters of Charity wieder aufgegriffen und sie gründeten unter der Leitung von Mary Aikenhead das Our Lady's Hospice in Dublin, ein Krankenhaus, in dem LangzeitpatientInnen und sterbende Menschen gepflegt und betreut wurden. 1905 eröffneten sie das St. Joseph's Hospice in London.

Die moderne Hospizbewegung begann in den 1940er-Jahren. Als Begründerin der modernen Hospizbewegung gilt Cicely Saunders. Sie war als Krankenschwester und Sozialarbeiterin mit der unzureichenden Behandlung Krebskranker konfrontiert und beschloss Medizin zu studieren, um auf diesem Gebiet etwas verändern zu können. Zusammen mit PatientInnen entwarf sie das Modell einer Einrichtung, die Sterbenden eine lebenswerte Zeit bis zum Tod ermöglicht, wobei der Ansatz der medizinischen Betreuung sich auf die Grundgedanken der palliativen Medizin beruft. Der Leitsatz lautete: „Low tech and high touch“ (ebd.).

1967 eröffnete Cicely Saunders in London das St. Christopher's Hospice. Mit dieser Namensgebung knüpfte sie bewusst an die mittelalterliche Tradition an. Aufgabe dieses Hauses sollte sein, sterbende Menschen in ihrer letzten Lebensphase zu betreuen und zu begleiten. Besonderen Wert legte Saunders auf eine effektive Schmerztherapie. In ihrer Arbeit beobachtete sie, wie PatientInnen oftmals unglaublich lange auf ihre schmerzstillenden Medikamente warten mussten. Wurden diese dann endlich verabreicht, führte die Höhe der Dosierung in der Regel zu Benommenheit und absoluter Handlungsunfähigkeit. Sobald die Wirkung nachließ, setzte der Schmerz mit unverminderter Heftigkeit wieder ein.

Saunders entwickelte aufgrund dieser Beobachtungen ein System von regelmäßiger, genau dosierter Medikamentengabe, das jedoch in Fällen von Krankheitsverschlechterung zu einer Erhöhung der Dosis führte. Die Sterbenden waren den schmerzlichen Qualen nicht länger ausgesetzt, sondern hatten aufgrund der regelmäßigen

Schmerzmittelverabreichung ein Depot, das bewirkte, sich möglichst schmerzfrei zu fühlen und damit ein Stück weit ihre Lebensqualität und Autonomie zurückzugewinnen (Brathuhn 1999, S. 135).

In der Folge entwickelte sich St. Christopher's zunehmend auch zu einem Forschungs- und Ausbildungszentrum für Schmerztherapie bei Tumorerkrankungen. Das Team des St. Christopher's Hospice installierte neben dem stationären Bereich auch Hausbetreuungsdienste, sogenannte „Home Care Teams". Ihre Aufgabe war es, die PatientInnen zu Hause zu betreuen. Diese Home Care Teams arbeiteten eng mit den jeweiligen HausärztInnen und auch mit anderen Pflegediensten zusammen.

1969 erschien das Buch der Schweizer Psychiaterin Elisabeth Kübler-Ross „On Death and Dying" und sie hat damit ganz wesentlich zum öffentlichen Interesse an den Fragen um Tod und Sterben beigetragen. Elisabeth Kübler-Ross hat mit ihrem Modell der Sterbephasen und ihren „Interviews mit Sterbenden" den Grundstein zu einem veränderten Umgang mit Menschen im Sterben gelegt. Elisabeth Kübler-Ross baute 1973 in den USA den ersten ambulanten Hospizdienst in New Haven auf und sie steht damit auch für den Beginn der Hospizbewegung in den Vereinigten Staaten von Amerika. (Kübler-Ross 2000) Es waren also vor allem zwei Frauen, Elisabeth Kübler-Ross und Cicely Saunders, die fast zur gleichen Zeit durch ihre Arbeit die Situation der Sterbenden in die Öffentlichkeit gebracht haben.

Ebenfalls 1973 besuchte Balfour Mount, ein kanadischer Chirurg und Urologe, das St. Christopher's Hospice in London und nach seiner Rückkehr nach Kanada gründete er eine ähnliche Station im Royal Victoria Hospital. Weil der Begriff „Hospice" in Kanada jedoch bereits für Pflegeheime galt, nannte er diese besondere Form der Betreuung Palliative Care. Heute impliziert der Hospizbegriff nicht mehr eine konkrete Institution für Sterbende, sondern er stellt ein umfassendes Unterstützungs- und Betreuungskonzept für Sterbende und ihre Angehörigen dar.

Im Wesentlichen beinhaltet die Hospizidee, ebenso wie das Konzept von Palliative Care, das Bestreben, sterbenden Menschen wieder einen Raum in der Gesellschaft zu schaffen, in dem ihre Wünsche und Bedürfnisse als Leitziel aller Begleitungs-, Behandlungs- und Betreuungsarbeit deklariert werden. (Brathuhn 1999)

Im Zentrum der Bemühungen in der Hospizarbeit ist also der Mensch und nicht seine Erkrankung. In der Akzeptanz von Endlichkeit und in der Abkehr vom Primat der Heilung im Gesundheitswesen wird ein Paradigmenwechsel deutlich. Nicht mehr alles medizinisch-technisch Machbare ist das Maß aller Dinge, sondern zunehmend auch das Wohlbefinden der PatientInnen. Nicht mehr Kuration um jeden Preis, sondern, trotz der enormen Fortschritte in der Medizin, die Erkenntnis, dass auch bei bestem Bemühen nicht alle Krankheiten heilbar sind. Damit wird dem Sterben als natürlicher Bestandteil des Lebens wieder verstärkt Raum gegeben. Wie Christoph Müller-Busch sagt, steht nicht mehr die Krankheit im Mittelpunkt der Bemühungen, sondern der Mensch in seiner schicksalhaften Lebenssituation. (Müller-Busch 2000)

2 *Palliative Care*

Der Begriff „palliativ" kommt vom lateinischen Wort „pallium" = „Mantel, Hülle, Bedeckung", bzw. palliare = „mit einem Mantel bedecken". Der englische Begriff „care" lässt sich am ehesten mit „Versorgung" im Sinne einer umfassenden Begleitung, Betreuung und Pflege übersetzen. In Österreich wird der Begriff „Palliative Care" häufig nicht übersetzt, sondern als englischsprachiger Begriff verwendet. (Pleschberger 2000a)

Die WHO-Definition von Palliative Care lautet (2002): Palliative Care ist ein Ansatz zur Verbesserung der Lebensqualität von Patienten und ihren Familien, die mit Problemen konfrontiert sind, welche mit einer lebensbedrohlichen Erkrankung einhergehen. Dies geschieht durch Vorbeugen und Lindern von Leiden durch frühzeitige Erkennung, sorgfältige Einschätzung und Behandlung von Schmerzen sowie anderen Problemen körperlicher, psychosozialer oder spiritueller Art. (WHO 2002)

Palliative Care als Betreuungskonzept hat zum Ziel, die Lebensqualität von schwerkranken PatientInnen und deren Familien sicherzustellen. Es geht dabei nicht nur um Schmerzen und andere belastende Symptome, sondern auch um psychosoziale und spirituelle Belastungen, die im Zusammenhang mit der Erkrankung auftreten.

Palliative Care

- erleichtert und lindert Schmerzen und andere belastende Symptome
- bejaht das Leben und betrachtet das Sterben als natürlichen Prozess
- beschleunigt den Tod nicht, zögert ihn aber auch nicht hinaus
- bietet umfassende Unterstützung, damit PatientInnen so aktiv wie möglich leben können bis zuletzt
- unterstützt die An- und Zugehörigen der PatientInnen während der Zeit der Erkrankung, im Sterben und in der nachfolgenden Trauer
- stellt die Lebensqualität der Betroffenen ins Zentrum aller Bemühungen

Palliative Care relativiert ein Ziel, das vor allem für die Medizin seit dem Mittelalter maßgebend war, nämlich Leben zu verlängern (vgl. Loewy 1995).

Es geht also nicht primär um eine Verlängerung des Lebens um jeden Preis, es geht vielmehr um die Erhaltung von Lebensqualität, auch bei schwerer Erkrankung. Palliative Care setzt nicht erst in der Zeit des Sterbens ein, es ist vielmehr ein Betreuungskonzept, das vorausschauend und frühzeitig, eventuell bereits parallel zu kurativen Maßnahmen eingesetzt werden soll. So kann palliative Betreuung bereits in Verbindung mit Chemo- oder Strahlentherapie eingesetzt werden. Es geht um die umfassende Behandlung und Betreuung von Menschen mit unheilbaren, lebensbedrohlichen oder chronisch fortschreitenden Krankheiten.

Palliativpflege und Palliativmedizin sind beides Teildisziplinen der Palliative Care. Sie ergänzen und verstärken einander, um ein Ziel zu erreichen: die Erhaltung der Lebensqualität schwerkranker und sterbender Menschen. Dabei soll Leiden möglichst gut gelindert und es sollen, entsprechend den Wünschen des Patienten, der Patientin, auch soziale, seelisch-geistige und religiös-spirituelle Aspekte berücksichtigt werden. Den Bedürfnissen schwerkranker, sterbender PatientInnen und ihrer Angehörigen kann eine einzelne Berufsgruppe nicht umfassend entsprechen, deshalb erfordert Palliativbetreuung immer auch die enge Zusammenarbeit verschiedener Professionen.

Palliative Care kann auch als Sammelbegriff für Palliativmedizin und Palliativpflege gelten.

2.1 *Grundsätze von Palliative Care*

Begriffsklärung kurativ/palliativ:
kurativ = auf Heilung ausgerichtet,
palliativ = lindernd, wenn ein kurativer Ansatz nicht mehr erfolgversprechend ist

In der Palliative Care geht es darum, Menschen mit einer unheilbaren, der ***kurativen*** Medizin nicht zugänglichen und weit fortgeschrittenen Erkrankung in ihrer letzten Lebensphase optimal zu betreuen. Palliative Care kann durch folgende Merkmale zusammengefasst werden:

- Ziel der Behandlung und Betreuung kann nicht mehr die Heilung sein. Es geht um die Erhaltung bzw. um die Verbesserung der Lebensqualität der PatientInnen sowie deren Angehörigen. Die Betroffenen sollen jene individuelle Unterstützung erhalten, die es erlaubt, eine bestmögliche Lebensqualität für die verbleibende Lebenszeit zu erreichen.

- Bedarf und Bedürfnisse der Patientin, des Patienten stehen im Zentrum aller Bemühungen. In der Betreuung und Behandlung kommt der individuellen Zuwendung ein hoher Stellenwert zu.
- Es wird besonders auf die Sicherstellung des Selbstbestimmungsrechtes der Patientin, des Patienten Bedacht genommen.
- Die Angehörigen werden je nach Wunsch in die Betreuung miteinbezogen.
- Auf Wunsch soll das Sterben in vertrauter Umgebung ermöglicht werden.
- In einem umfassenden Betreuungsansatz werden die körperlichen, psychischen, sozialen und spirituellen Bedürfnisse der Betroffenen gleichermaßen berücksichtigt.
- Behandlung und Betreuung erfolgen durch ein multiprofessionell zusammengesetztes Team, das aus speziell qualifiziertem ärztlichen Personal, Gesundheits- und Krankenpflegepersonen, SozialarbeiterInnen, SeelsorgerInnen und PsychologInnen besteht. Ehrenamtlich Tätige werden in die Betreuungstätigkeit miteinbezogen.
- Die Entscheidung über Therapien und Maßnahmen erfolgt unter Abwägen von Nutzen und Belastung im Hinblick auf die Lebensqualität der Betroffenen (Vermeidung von „Übertherapie") und in einem gemeinsamen ***informierten*** Entscheidungsfindungsprozess unter Einbeziehung von PatientInnen, Angehörigen und Team.
- Das Sterben soll weder beschleunigt, noch verzögert werden. Dabei sind die Linderung belastender Symptome sowie die psychosoziale Unterstützung der PatientInnen und ihrer Angehörigen wesentlich.

Informed consent – Begriffserklärung:
Informed consent oder die informierte Einwilligung ist die rechtlich wirksame Einwilligung nach erfolgter Aufklärung. Der Begriff beschreibt die von Information und Aufklärung getragene Einwilligung des Patienten, der Patientin in medizinische, therapeutische Entscheidungen

Hospizarbeit und Palliative Care setzen sich für eine menschenwürdige Begleitung und Betreuung unheilbar erkrankter Menschen in ihrer letzten Lebensphase und ihrer Bezugspersonen ein. Das Angebot erfolgt stationär, ambulant oder in Form einer Tagesbetreuung. In der Palliative Care ist die gelingende Zusammenarbeit aller betreuenden Berufsgruppen eine wesentliche Voraussetzung, um auf die vielfältigen Wünsche und Bedürfnisse der kranken Menschen eingehen zu können.

2.2 *Wann beginnt Palliative Care?*

Palliative Care beschränkt sich nicht auf die Sterbephase, dieses Betreuungskonzept sollte vielmehr bereits bei der Diagnosestellung einer unheilbaren Erkrankung berücksichtigt werden. Palliative Care soll frühzeitig im Verlauf der Erkrankung angewandt werden, zusammen mit anderen Behandlungen, die dazu dienen, das Leben zu verlängern wie z. B. Chemotherapie und Bestrahlung, und schließt die Untersuchungen ein, die notwendig sind, um belastende klinische Symptome zu verstehen und mit ihnen umzugehen. (WHO 2002)

Palliative Care ist ein Betreuungskonzept, das es schwerkranken Menschen und ihren Angehörigen ermöglicht, ein möglichst hohes Maß an Lebensqualität auch angesichts einer schweren, lebensbegrenzenden Erkrankung zu bewahren. Eine frühzeitige Einbeziehung von Palliative Care-Aspekten stellt sicher, dass den PatientInnen die verbleibende Zeit als Lebenszeit erhalten bleibt und sie damit nicht noch mehr Einschränkungen erleben müssen, als ihnen durch die Erkrankung auferlegt werden.

Palliative Care ist nicht nur am Ende eines schweren Erkrankungsprozesses wichtig. Sie ist auch extrem effektiv am Beginn einer lebensbedrohlichen Erkrankung. Für die PatientInnen ist es entscheidend, dass Medizin und Pflege palliative Maßnahmen zur Linderung belastender Symptome und zur Unterstützung der PatientInnen bereits in einem frühen Stadium einer terminalen Erkrankung einsetzen und damit das Wohlbefinden der PatientInnen fördern können.

2.3 *Mythen und Missverständnisse über Palliative Care*

Zu den Missverständnissen und Mythen über Palliative Care gehört, dass:

- alle belastenden Symptome immer ausreichend gelindert werden können,
- sich Palliative Care auf das Verschreiben von ***Opioiden*** beschränkt,
- jede lindernde Behandlung bereits Palliative Care ist,
- Palliative Care und Palliativpflege sich auf Sterbebegleitung reduzieren,
- Palliative Care ausschließlich von SpezialistInnen geleistet werden kann,
- Palliative Care gleichbedeutend ist mit dem Verzicht auf kurative Behandlungsansätze,

> **Opioide** (griech. „dem Opium ähnlich") ist ein Sammelbegriff für Substanzen, die morphinartig wirken und in der Palliativmedizin vor allem zur Schmerzlinderung und zur Behandlung von Atemnot eingesetzt werden.

- der Wunsch nach assistiertem Suizid oder aktiver Lebensbeendigung in allen Situationen durch Palliative Care verhindert wird,
- das Sterben so beeinflusst werden kann, dass es immer zu einem friedlichen Sterben kommt.

Palliative Care beinhaltet also weit mehr als die Betreuung in der Sterbephase. Je früher den PatientInnen palliative Versorgung zur Verfügung steht, desto höher ist die Chance, ihre Lebensqualität positiv beeinflussen zu können. Palliative Care-Versorgung muss allen schwerkranken und sterbenden Menschen zugänglich sein, sie soll in allen Versorgungskontexten geleistet werden können, im Krankenhaus, im Pflegeheim und in der häuslichen Betreuung.

2.4 *Wer braucht Palliative Care?*

Palliative Care und Palliativpflege waren ursprünglich Konzepte zur Betreuung von TumorpatientInnen, aber längst geht es nicht mehr nur um onkologische PatientInnen. Bei allen Erkrankungen ohne Heilungsaussicht und begleitend auch in Situationen mit unklarer Heilungsaussicht soll Palliativpflege integraler Bestandteil der Behandlung und Betreuung sein.

Es geht um Menschen mit lebensbegrenzenden und chronischen Erkrankungen, unabhängig vom Lebensalter: vom Früh- und Neugeborenen bis zum hochaltrigen Menschen. Neben den Menschen mit Tumorerkrankungen sind das auch PatientInnen mit chronischen neurologischen Erkrankungen, wie etwa Morbus Parkinson, ***amyotropher*** Lateralsklerose oder auch Menschen mit nicht heilbaren Herz-Kreislauf-Erkrankungen und PatientInnen mit terminaler ***Niereninsuffizienz***. Alte und pflegebedürftige Menschen leiden oft unter verschiedenen chronischen Erkrankungen und sie profitieren von Palliativpflege, ebenso wie Menschen mit Demenz.

> **Die Amyotrophe Lateralsklerose (ALS)** ist eine chronische, fortschreitende und unheilbare Erkrankung des zentralen Nervensystems.

Auch manche DrogenkonsumentInnen bedürfen palliativer Versorgung. Ihre Folgeerkrankungen wie Hepatitis und Aids machen sie oft zu PalliativpatientInnen. Eine weitere Randgruppe von palliativbedürftigen Menschen sind Obdachlose. Sie leiden häufig an multiplen chronischen Erkrankungen, vielfach mit sehr belastenden Symptomen und zugleich haben sie kaum Zugang zu palliativer Versorgung.

> **Terminale Niereninsuffizienz** bezeichnet ein dauerhaftes Versagen der Nierenfunktion, das zu einem Anstieg der harnpflichtigen Substanzen im Blut und damit zum Tod führt. Durch Dialyse können die harnpflichtigen Substanzen aus dem Blut gefiltert werden.

2.5 Palliative Care – PatientInnengruppen

PatientInnen für Palliativtherapien: Palliative Therapien werden jenen PatientInnen angeboten, bei denen die Linderung der Symptome und die psychosoziale Betreuung das zentrale Anliegen ist und die Heilung der Grundkrankheit nicht möglich oder kein realistisches Ziel ist.

PatientInnen für die Betreuung in der Terminalphase: Terminale Betreuung wird PatientInnen angeboten, bei denen die Grunderkrankung das Sterben und den Tod als absehbar erscheinen lassen. Im Vordergrund der medizinischen und pflegerischen Maßnahmen stehen Symptomlinderung und psychosoziale Betreuung.

Sterbende PatientInnen: Wenn elementare Lebensbedürfnisse wie Essen, Trinken und Kommunizieren erlöschen und der Tod innerhalb von Stunden oder wenigen Tagen zu erwarten ist, wird von sterbenden PatientInnen gesprochen.

Reflexionsfragen:

- Was zählt zu den Charakteristika von Palliative Care?
- Wer braucht Palliative Care?
- Wann beginnt Palliative Care?

3 Palliative Pflege

Palliativpflege ist ein integraler und sehr wesentlicher Bestandteil von Palliative Care. Die WHO beschreibt Palliative Care als Konzept zur Verbesserung der Lebensqualität von Patienten und ihren Familien, die mit Problemen konfrontiert sind, welche mit einer lebensbedrohlichen Erkrankung einhergehen, und zwar durch Vorbeugen und Lindern von Leiden, durch frühzeitiges Erkennen, Einschätzen und Behandeln von Schmerzen sowie anderer belastender Beschwerden körperlicher, psychosozialer und spiritueller Art. (WHO 2011) In dieser Definition wird die Erfordernis einer umfassenden palliativ orientierten Pflege bereits deutlich. Die in der WHO-Definition deklarierten Handlungsgrundsätze beinhalten ***Prävention***, ***Assessment*** und ***Intervention***. Es geht darum, für die PatientInnen im fortgeschrittenen Stadium einer inkurablen Erkrankung durch eine fachlich fundierte, umfassende, individuelle und kreative Pflege eine möglichst hohe Lebensqualität unter größtmöglicher Selbstbestimmung zu gewährleisten.

Erklärung der Begriffe Prävention, Assessment und Intervention:

Prävention: Vorbeugung, Verhütung

Assessment: Einschätzung, Beurteilung; der Begriff Assessment bezeichnet die systematische Vorgehensweise zur Erhebung, Analyse und anschließenden Auswertung von Daten zu einem bestimmten Untersuchungsbereich bzw. zu einem Symptom wie etwa Schmerz.

Intervention: zielgerichtetes (pflegerisches) Eingreifen, Setzen von geeigneten Maßnahmen.

3.1 Unterschiede zwischen kurativer und palliativ orientierter Pflege

- Während bei kurativ ausgerichteter Pflege immer eine Verbesserung des Zustandes der PatientInnen das Ziel ist, geht es bei palliativer Pflege vorrangig um die Erhaltung des Wohlbefindens und der Lebensqualität der PatientInnen und auch ihrer Angehörigen.
- Medizinische Maßnahmen sind bei kurativer Pflege vorrangig, bei palliativer Pflege orientieren sich alle Maßnahmen an den aktuellen Bedürfnissen der PatientInnen. So kann es sein, dass zum Beispiel eine Infusion zugunsten eines Spazierganges mit Angehörigen nachgereiht wird.
- Zu den Charakteristika palliativer Pflege gehört auch die Einbeziehung der An- und Zugehörigen der PatientInnen, sie zu unterstützen und in der für sie oft sehr fordernden Zeit zu begleiten. Im Wissen, dass ein unmittelbarer Zusammenhang zwischen der Stabilität des sozialen Umfeldes und dem Wohlbefinden der PatientInnen besteht, ist die Angehörigenbetreuung ein wesentlicher Aspekt palliativer Pflege.
- Bei kurativer Pflege wird den Bedürfnissen des kranken Menschen im Rahmen der Stationsmöglichkeiten entsprochen; bei Palliativpflege stehen der Patient, die Patientin und ihre Angehörigen im Zentrum des Bemühens. Dafür ist unter anderem auch eine individuelle Tagesgestaltung der PatientInnen wesentlich.

Palliativpflege versteht sich als Spezialpflege, die auch eine spezielle Ausbildung erfordert. Sie erfordert umfassendes Wissen, viel praktisches Können und eine hohe soziale Kompetenz. Im Wissen um die Einzigartigkeit jedes einzelnen Menschen ist palliative Pflege immer auch eine höchst individuelle Pflege, die sich nur begrenzt an Standards ausrichten kann.

Palliative Care und Palliativpflege werden häufig mit der Betreuung am Lebensende gleichgesetzt, aber sie sollte bereits dann beginnen, wenn unheilbar Kranke unter belastenden Symptomen leiden. Pflegende leisten Palliativpflege oft lange bevor die Palliativsituation anerkannt ist. Durch den hautnahen Kontakt zu den PatientInnen entwickeln Pflegende eine feine Wahrnehmung für Veränderungen und im Rahmen eines interprofessionellen Teams ist die Sicht der Pflege ein wesentlicher Beitrag zu einer patientInnenorientierten Betreuung.

Palliative Pflege als Unterstützung in der Bewältigung von krankheitsbedingten Krisen und schwierigen Situationen, und als wesentlicher Beitrag zur Erhaltung von Selbstachtung und Würde auch bei größter Hinfälligkeit, bei Inkontinenz, bei entstellenden Wunden und völligem Angewiesen-Sein.

Palliative Care beginnt also nicht erst am Ende des Lebens, sondern bereits dann, wenn deutlich wird, dass nicht mehr die Heilung das Behandlungsziel sein kann. Wenn die Erhaltung der Lebensqualität im Vordergrund steht und wenn es darum geht, die verbleibende Zeit als Lebenszeit zu erhalten.

In der Zeit des Sterbens kommen der Pflege besondere Aufgaben zu. Neben einem umfassenden Symptom-Assessment und einer Einschätzung der individuellen Bedürfnisse von PatientInnen und Angehörigen, hat Palliativpflege auch so etwas wie „Hebammen-Funktion“. Es geht darum, angemessene Rahmenbedingungen für das Sterben zu schaffen, die Angehörigen zu unterstützen und letztlich auch, die Pflege und Versorgung der Verstorbenen auf entsprechende Weise zu gewährleisten.

In der Balance zwischen Fürsorge und Selbstbestimmung liegt uns daran, Bedingungen zu schaffen, die es sterbenden Menschen und ihren Angehörigen ermöglichen, die Zeit des Sterbens als wertvoll zu erleben, Bedingungen, unter denen ein individuelles Abschiednehmen möglich ist.

3.2 Palliativpflege im Krankenhaus

Die Institutionen unseres Gesundheitssystems sind weitgehend auf die Wiederherstellung der Gesundheit ausgerichtet. Dem entsprechen auch die Erwartungen der PatientInnen: Sie möchten das Krankenhaus so bald wie möglich und so gesund wie möglich wieder verlassen. Um dieses Wieder-Gesund-Werden zu erreichen, sind sie bereit, eine vorübergehende Einschränkung ihrer Lebensqualität und ihrer Selbstbestimmung zu akzeptieren. Wenn es jedoch nicht mehr um die Wiederherstellung der Gesundheit gehen kann, wenn die PatientInnen mit einer fortschreitenden und unheilbaren Erkrankung konfrontiert sind, dann ist die Gestaltung der verbleibenden Lebenszeit von größter Bedeutung für die Betroffenen und ihre Angehörigen.

In einer auf Wiederherstellung der Gesundheit ausgerichteten Institution stellen unheilbar und vielleicht terminal kranke Menschen eine besondere Herausforderung für die BetreuerInnen aus Medizin und Pflege dar. Am organisierten Umgang mit Schwerstkranken und Sterbenden werden wie im Brennglas zentrale Organisationsprobleme des Krankenhauses deutlich. (Grossmann 2000) Die Haltung im Umgang mit Unheilbarkeit, mit Sterben und Tod ist für die Organisation Krankenhaus von entscheidender Bedeutung. Die Auseinandersetzung mit den Bedingungen des Sterbens ist nicht nur ein Beitrag zur gesellschaftlichen und professionellen Bewältigung dieser besonderen Lebenslage, sondern auch ein relevanter Ansatzpunkt für die Organisationsentwicklung des Krankenhauses insgesamt. „Die Organisation ist hier mit einem unauflösbaren Widerspruch konfrontiert, der durch geeignete Maßnahmen auf organisatorischer Ebene zu bearbeiten ist und nur schwer von den handelnden Personen individuell balanciert werden kann." (Ebd.)

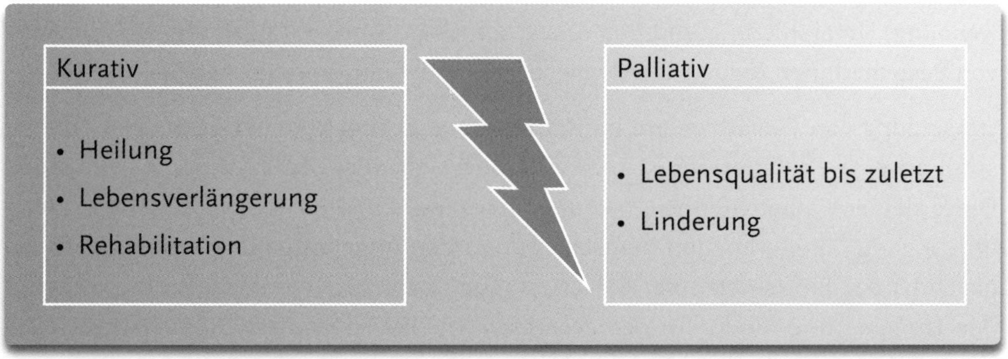

Abb. 1: Widersprüchliche Organisationsziele im Krankenhaus (Heimerl et al. 2005, S. 53)

Eine ständige Herausforderung stellt auch die Gegensätzlichkeit zwischen Intimität und Routine im Krankenhausalltag dar: Grossmann beschreibt dazu den Sterbeprozess als eine höchst persönliche und sehr intime Situation menschlichen Lebens. Diese existenzielle Situation wird an Akutabteilungen delegiert und muss dort als Routinefall behandelt werden. Das Sterben, ein individueller und auch sehr intimer Prozess, wird hier oft zur professionellen Routine. Den physischen Bedürfnissen der PatientInnen kann im Rahmen einer Krankenhausstation weitgehend entsprochen werden, die psychischen, sozialen und spirituellen Bedürfnisse können jedoch nur sehr begrenzt wahrgenommen werden.

Die Angehörigen schwer kranker und sterbender PatientInnen haben oft einen ähnlich hohen Bedarf an Betreuung und Unterstützung wie die PatientInnen, zugleich stehen dafür häufig weder ausreichende personelle wie auch zeitliche Ressourcen zur Verfügung. Ein hoch motiviertes, gut ausgebildetes Pflegeteam, unterstützt durch ÄrztInnen, PsychologInnen, SozialarbeiterInnen, PhysiotherapeutInnen und SeelsorgerInnen kann den PatientInnen und deren Angehörigen in einer palliativen Betreuungssituation umfassende Unterstützung bieten. (Mount BM 1974, S. 271)

Es ist jedoch deutlich, dass Palliativpflege und Palliative Care in einer grundsätzlich auf Wiederherstellung der Gesundheit ausgerichteten Institution ungleich herausfordernder ist, als im Rahmen einer Palliativstation oder eines Hospizes.

Palliative Care-Haltung und palliativpflegerisches Wissen sind auch im Krankenhaus unverzichtbar, wenn wir den Bedürfnissen schwer kranker und sterbender PatientInnen und ihrer Angehörigen entsprechen wollen. Damit PatientInnen und auch ihre Angehörigen sorgende Zuwendung, Respekt und Achtsamkeit erfahren können, bedarf es einer wertschätzenden und unterstützenden Haltung vonseiten der BetreuerInnen aus Pflege und Medizin. Es ist entscheidend, anzuerkennen, dass die Angehörigen der PatientInnen „Mit-Betroffene" sind und als solche, oft ebenso wie die PatientInnen Zuwendung, Unterstützung und Betreuung brauchen. Werden Angehörige auf die Rolle von BesucherInnen reduziert, wird diese Unterstützung kaum gelingen können.

Umsetzung von Palliative Care im Krankenhaus gelingt zumeist dann, wenn die Institution eine Palliativstation, oder zumindest einzelne Palliativzimmer einrichtet. Diese kleinen Palliativ-Einheiten können beispielgebend für eine veränderte Haltung im Umgang mit sterbenden Menschen und ihren Angehörigen darstellen. Doch zugleich ist das Einrichten einer Palliativstation noch in keiner Weise eine Lösung für den Umgang und die Kultur des gesamten Krankenhauses als Organisation in Zusammenhang mit Sterben, Tod und Trauer. (Heimerl 2007, S. 53)

Es kann zunächst sogar zu einer Ablehnung dieser Station kommen, weil keine Überweisungen aus dem eigenen Haus stattfinden. (Bruera 2004) Offenbar ist es nicht leicht für viele Ärzte und Ärztinnen, PatientInnen in einer palliativen Situation an ein anderes Betreuungsteam abzugeben. Bruera (ebd.) hat vier Stadien der Entwicklung einer palliativen Kultur im Krankenhaus definiert:

Stadium 1 – Ablehnung: Personen und Organisationen sind sich nicht im Klaren darüber, dass ein Palliative-Care-Programm gebraucht wird – meist mit dem Hinweis darauf, dass gute palliative Versorgung ohnehin schon angeboten wird und das Wissen dafür in allen anderen Fachdisziplinen enthalten ist.

Stadium 2 – Palliativphobie: Es gibt ein Wissen darüber, dass die Organisation ein Problem im Umgang mit Tod und Sterben hat. Die Angst davor, welche Konsequenzen die Bearbeitung des Themas haben könnte, führt dazu, dass nichts geschieht. Die Einführung einer Palliativstation wird von den meisten MitarbeiterInnen der Einrichtung abgelehnt.

Stadium 3 – Pallilalie: Einige Monate bis Jahre nach der Einführung einer Palliativstation ist das Thema quasi in aller Munde. Über Palliative Care wird gesprochen, aber es werden keine konkreten Maßnahmen getroffen, um palliative Kultur (Grundhaltung) systemisch im gesamten Krankenhaus umzusetzen. Die Leitung benennt das Thema als wichtige Priorität, aber es werden keine räumlichen, finanziellen oder personellen Ressourcen zugeteilt.

Stadium 4 – Palliaktivität: Hier werden strukturelle Ressourcen zugeteilt, z. B. ein palliatives Konsiliarteam oder eine Palliativstation. Das Thema wird in der Aus- und Weiterbildung berücksichtigt. PatientInnen werden aktiv an die palliative Organisationseinheit überwiesen.

Da wir als professionelle BetreuerInnen aus Pflege und Medizin auch in Akutkrankenhäusern, in nahezu allen Abteilungen immer wieder mit schwer kranken und sterbenden PatientInnen konfrontiert sind, ist es unerlässlich, eine entsprechende Haltung im Sinne von Palliative Care auch in diesen Institutionen zu entwickeln. Palliative Care setzt jedoch nicht nur entsprechende Rahmenbedingungen in der Institution, sondern auch ein spezifisches Verständnis für PalliativpatientInnen, ihre Erkrankungen, die Begleitumstände der Erkrankung und ihre besonderen Bedürfnisse voraus. Obwohl das Krankenhaus nicht am Sterben, sondern an Gesundheit, Rehabilitation und maximaler Lebensverlängerung orientiert ist (Grossmann 2000), erkennen Pflegende oft lange, bevor eine palliative Situation eintritt, dass die PatientInnen vor allem eine bedürfnisorientierte Pflege und Betreuung brauchen. Mit einem hohen Maß an Einfühlungsvermögen setzen Pflegende dann all ihre Kreativität ein, um den PatientInnen und ihren Angehörigen gerecht zu werden. Wenn jedoch die Organisation Krankenhaus in ihren Entwicklungen, Strategien, Budgets, Kommunikationen und Kooperationen gutes, würdiges Sterben nicht als Ziel ihrer Handlungen aufnimmt, findet dies auch nur zufällig und in der Regel nur mit hohem Aufwand von Einzelpersonen statt. (Ebd.)

3.3 Palliativpflege im Pflegeheim – Palliative Geriatrie

Unsere Pflegeheime sind zunehmend zu Sterbeorten geworden und daher sind sie die künftigen Zentren für Palliativbetreuung. Die alten und hochaltrigen Menschen in den Pflegeheimen leiden häufig an mehreren chronischen Erkrankungen und an Multimorbidität. Viele von ihnen leiden zusätzlich an demenziellen Veränderungen und sie sind in besonderer Weise pflege- und betreuungsbedürftig. Viele der alten Menschen in den Pflegeheimen sind PalliativpatientInnen im klassischen Sinne und haben einen hohen Bedarf an Palliative Care.

Kojer und Heimerl beschreiben, dass der Maßstab für die Palliativbedürftigkeit von Hochbetagten nicht die Todesnähe ist, sondern die über einen variablen Zeitraum bestehende spezifische Behandlungs- bzw. „Care"-Bedürftigkeit bei weit fortgeschrittener Multimorbidität und/oder Demenz und ihre belastenden Folgen. (Koier et al. 2009) Chronische Schmerzen sind bei betagten PatientInnen häufig, werden aber oft ungenügend behandelt, weil die PatientInnen sowie das Betreuungsteam sie als unabänderliche Tatsache des Alters hinnehmen oder weil die Betroffenen aufgrund kognitiver Einschränkungen ihre Schmerzen oft nicht verbal mitteilen können. Aufgrund mangelnder Kenntnisse in Palliativer Pflege und ***Palliativer Geriatrie*** wird dem Leiden der PatientInnen oft nicht entsprechend begegnet.

Begriffsklärung: Palliative Geriatrie
ist die umfassende interprofessionelle Fürsorge für multimorbide Hochbetagte in fortgeschrittenen Krankheitsstadien.

Tab. 1: Erweiterter Blick auf die WHO-Definitionen (Kojer, Heimerl 2009)

WHO – Definition von Palliative Care	**Hochbetagte PalliativpatientInnen**	**Demente PalliativpatientInnen**
Palliative Care ist ein Zugang, der die Lebensqualität von Menschen und ihren Familien verbessert, die mit den Problemen von lebensbedrohlicher Erkrankung konfrontiert sind.	Im hohen Alter geht es nicht nur um eine lebensbedrohliche Erkrankung, sondern um lebensbedrohliche Erkrankungen, um Multimorbidität, mit mehreren, weit fortgeschrittenen, das Leben erschwerenden Erkrankungen. Diese Erkrankungen führen oft erst nach Jahren zum Tod.	Demenz ist eine über viele Jahre fortschreitende, nachweislich das Leben verkürzende Erkrankung. (Wolfson et al. 2001)

Es gibt eine lange Tradition der Sterbebegleitung, die in der Altenpflege immer schon geleistet wurde. Im Kontext mit Palliative Care ist darunter aber mehr zu verstehen. Es geht um eine gute palliative Sorge, um ein Umsorgen der BewohnerInnen und ihrer Angehörigen vom Einzug ins Pflegeheim bis zum Tod und darüber hinaus. Unter Palliativkompetenz eines Pflegeheims sind eine respektvolle, achtsame Pflege und Betreuung und auch eine umfassende medizinische Symptombehandlung und psychosoziale Begleitung der BewohnerInnen und ihrer Angehörigen zu verstehen.

Palliative Care unterstützt den geriatrischen Ansatz, den Sinn der Behandlung und die Indikation für Interventionen vor allem am Einfluss auf die Lebensqualität der

PatientInnen und am Gewinn an Selbständigkeit zu messen und nicht an der grundsätzlichen Lebensverlängerung oder an der medizinischen Machbarkeit. Da Krankenhauseinweisungen für die PatientInnen bzw. für die BewohnerInnen meist eine beträchtliche Belastung darstellen, sollte das Ziel einer angemessenen palliativen Betreuung auch im Pflegeheim erreichbar sein. Alte Menschen haben eindeutig besondere Bedürfnisse, weil ihre Probleme anders und oft komplexer sind, als jene junger Menschen. (Davies et al. 2004)

Marina Kojer (2011) hat sich in besonderer Weise um die palliative Betreuung alter und hochaltriger, oft auch dementer Menschen verdient gemacht. Sie hat das Fach der Palliativen Geriatrie kreiert und damit ganz entscheidend zum Ausbau der palliativen Versorgung Dementer in Österreich beigetragen.

Die Pflege und Betreuung Hochbetagter mit immer weiter fortschreitender Demenz ist eine schwierige, anspruchsvolle und sowohl körperlich als auch seelisch außerordentlich fordernde Aufgabe. Demenz ist eine unheilbare, zum Tode führende Erkrankung und daher müssen Demenzkranke, ähnlich wie unheilbar kranke TumorpatientInnen Zugang zu palliativer Betreuung und Versorgung haben. (Volicer 2004)

Die derzeitigen Rahmenbedingungen in den Pflegeheimen erschweren jedoch eine Pflege und Betreuung nach den Richtlinien von Palliative Care. Die überaus knappen personellen und zeitlichen Ressourcen und die geringe ärztliche Präsenz in den Heimen lassen die Umsetzung von Palliative Care als schier unmögliches Unterfangen erscheinen. Trotzdem gelingt es Pflegenden zunehmend, zumindest einzelne Aspekte von Palliative Care in den Pflegeheimen umzusetzen.

Das zeigt sich in einer sich entwickelnden Sterbe- und Abschiedskultur in den Heimen. Nach Möglichkeit wird es vermieden, sterbende BewohnerInnen in ihren letzten Tagen in ein Krankenhaus zu transferieren. Eine vorausschauende Notfall- und Krisenplanung stellt sicher, dass die Pflegenden bei auftretenden Komplikationen rasch handlungsfähig sind und damit das Sterben der BewohnerInnen in deren vertrauter Umgebung ermöglichen.

Zunehmend werden starre Tagesstrukturen zugunsten individueller Tagesabläufe aufgegeben und die PatientInnenorientierung wird ernst genommen. Durch enormes, persönliches Engagement und durch fachliche Weiterbildung der Pflegenden nimmt die Palliative Care-Kompetenz in den Pflegeheimen zu. Durch die Zusammenarbeit mit mobilen Palliativteams gelingt es zunehmend auch, komplexe pflegerische und medizinische Situationen in den Pflegeheimen zu bewältigen.

3.4 *Palliativpflege in der Hauskrankenpflege*

In der Zeit einer schweren Erkrankung möchten viele PatientInnen am liebsten zu Hause, in der vertrauten Umgebung gepflegt und betreut werden. Die Bereitschaft der Angehörigen, diese Betreuung zu leisten, ist meist sehr hoch. Häufig ist dabei eine fachkompetente, palliativpflegerische Unterstützung unverzichtbar.

Deshalb ist es entscheidend, dass Hauskrankenpflegeteams über Palliative Care-Kompetenz und palliativpflegerisches Wissen verfügen. Zugleich bietet die häusliche Betreuung schwer kranker Menschen die Möglichkeit, höchst individuell, kreativ und sehr patientInnenorientiert zu pflegen.

In der Hauskrankenpflege wird die Hauptbetreuungsarbeit zumeist von den Angehörigen geleistet. Sie sind daher PartnerInnen des Pflegeteams und nur, wenn eine respektvolle Zusammenarbeit mit den Angehörigen gelingt, wird auch die Betreuung der PatientInnen gelingen. Die Angehörigen haben einerseits vielfältige Möglichkeiten zum Wohlbefinden des Kranken beizutragen, andererseits sind sie aber auch besonderen Belastungen ausgesetzt. Sie brauchen, ähnlich wie die PatientInnen, Unterstützung, Betreuung und Zuwendung. Letztlich hängt das Gelingen einer häuslichen Betreuung und Pflege ganz wesentlich von der Stabilität der Angehörigen ab.

Hilfreich ist die „Rund-um-die-Uhr-Erreichbarkeit" eines ambulanten Palliativdienstes um bei auftretenden Unsicherheiten oder Fragen rasche Unterstützung zu bieten. Besonders wichtig in der häuslichen Betreuung ist, dass die professionellen BetreuerInnen aus Medizin und Pflege auf möglicherweise auftretende Komplikationen entsprechend vorbereitet sind und den Angehörigen für diese Situation klare Handlungsanleitungen geben (siehe auch unter: Vorausschauende Notfall- und Krisenplanung).

3.5 *Palliativpflege in Hospizen und Palliativstationen*

Hospize verstehen sich traditionell als Orte zum Sterben. 1992 entstand die erste stationäre Hospizeinrichtung in Wien, das „Hospiz St. Raphael". Hospize erwiesen sich als Lernorte, ausgehend von den Erfahrungen in den Hospizen wurde auch in anderen Institutionen wie Krankenhäusern und Pflegeheimen hinterfragt, welche Rahmenbedingungen sterbenden Menschen geboten werden.

Im Mittelpunkt der Hospizarbeit stehen sterbende Menschen und deren Angehörige mit ihren Bedürfnissen und Rechten. Das wird auch darin erkennbar, dass Hospize ihre PatientInnen als „Gäste" bezeichnen und ihnen auch den Status von Gästen geben. Hospizarbeit bedeutet die Linderung von Symptomen, wie etwa Schmerzen oder Atemnot, lindernde Pflege und auch Entlastung bei psychosozialen und spirituellen Nöten. Im Vordergrund steht die menschliche und pflegerische Zuwendung.

Hospize sind Lebensorte für schwer- und sterbenskranke Menschen,

- die die hochwertige Versorgung eines Akutkrankenhauses nicht bzw. nicht mehr benötigen,
- die aus unterschiedlichsten Gründen (alleinstehend, überforderte Angehörige) zu Hause nicht optimal betreut werden können und
- für die ein Pflegeheim nicht infrage kommt (z. B. aufgrund des intensiven Betreuungsbedarfs oder aufgrund notwendiger, palliativpflegerischer Fachexpertise, oder es handelt sich z. B. um jüngere PatientInnen).

Während die PatientInnen und ihre Angehörigen in den Hospizen vor allem einen Ort der Geborgenheit und Sicherheit, mit umfassender Pflege und Betreuung bis zuletzt suchen, sind Palliativstationen mit einer sehr begrenzten Aufenthaltsdauer eher krankenhausorientiert und aus der Sicht der PatientInnen ein temporärer Aufenthaltsort.

Palliativstationen sind meist an eine Krankenanstalt angegliederte Einrichtungen, in denen schwer kranke Menschen, die unter belastenden Symptomen leiden, für eine gewisse Zeit, zur Behandlung der Symptome, aufgenommen werden können. Für die Aufnahme an einer Palliativstation muss die „Krankenhausbedürftigkeit" der PatientInnen vorliegen, für PatientInnen und „Gäste" eines Hospizes ist dies nicht erforderlich. In den Hospizen können PatientInnen auch vorübergehend zur Entlastung der pflegenden Angehörigen aufgenommen werden.

Die Aufnahme in Palliativstationen ist für Personen mit einer unheilbaren, fortgeschrittenen Erkrankung, die einer Krankenhausbehandlung bedürfen, um Schmerzen und andere Symptome zu behandeln, vorgesehen. Es wird eine Entlassung nach Hause oder in eine Langzeiteinrichtung angestrebt. Die Finanzierung der Palliativstationen ist über die leistungsorientierte Krankenanstaltenfinanzierung geregelt. Hospize werden derzeit noch weitgehend über Spenden finanziert.

Während das Ziel für PatientInnen einer Palliativstation nach Besserung oder Stabilisierung der Situation die möglichst baldige Entlassung ist, ist das stationäre Hospiz als „Letztes Zuhause", als Wohnort gedacht für PatientInnen, die zu Hause nicht mehr betreut werden können. Hier *wohnen* sie – wenn sie dies wünschen – bis zu ihrem Tod.

Reflexionsfragen:

- Was sind die Hindernisse für die Umsetzung von Palliative Care in Krankenhäusern?
- Was sind die Hindernisse für die Umsetzung von Palliative Care in den Pflegeheimen?
- Wie erleben Sie in Ihrer Praxis die Betreuung von alten, schwer kranken und sterbenden PatientInnen im Pflegeheim?
- Was sehen Sie als wesentliche Unterschiede zwischen einem Hospiz und einer Palliativstation?
- Wie erleben Sie in der Praxis die Betreuung von PalliativpatientInnen?

4 Palliative Versorgungsstrukturen – der aktuelle Stand in Österreich

Tab. 2: Aktueller Plan zur abgestuften Palliativversorgung in Österreich (Konzept BMGFJ/ÖBIG zur abgestuften Hospiz- und Palliativversorgung in Österreich)

<table>
<tr><th></th><th>Grundversorgung</th><th colspan="2">Unterstützende Angebote</th><th>Betreuende Angebote</th></tr>
<tr><td>Akutbereich</td><td>Krankenhäuser</td><td rowspan="3">Hospizteams</td><td>Palliativ-Konsiliardienste</td><td>Palliativstationen</td></tr>
<tr><td>Langzeitbereich</td><td>Alten- und Pflegeheime</td><td rowspan="2">Mobile Palliativteams</td><td>Stationäre Hospize</td></tr>
<tr><td>Familienbereich, Zuhause</td><td>Niedergel. (Fach-)Ärzteschaft, Mobile Dienste, Therapeuten</td><td>Tageshospize</td></tr>
</table>

Derzeit ist der Plan zur abgestuften Palliativversorgung in Österreich noch bei Weitem nicht umgesetzt. Während die Anzahl der Palliativstationen und der mobilen Palliativteams zunimmt, besteht bei den stationären Hospizen noch großer Nachholbedarf. Ein besonders hoher Entwicklungsbedarf liegt in der Palliativbetreuung in den Alten- und Pflegeheimen.

Trotz des hohen Engagements von verschiedenen Seiten lässt sich Palliative Care in den Heimen aufgrund der strukturellen Rahmenbedingungen nur begrenzt umsetzen. Die knappen personellen Ressourcen, hoher Zeitdruck, geringe ärztliche Präsenz und mangelndes Palliative Care-Wissen der Pflegenden erschweren oft eine angemessene Palliativbetreuung der meist an verschiedenen, schwerwiegenden Erkrankungen leidenden alten Menschen.

5 Haltungen in Palliative Care

Palliativpflege betrachtet Menschen als ganzheitliche Wesen mit vier unterschiedlichen Aspekten: physische, psychische, spirituelle und soziale Komponenten lassen sich unterscheiden, sind aber aufs Engste miteinander verbunden. Jeder Mensch ist einzigartig im Erleben seiner Erkrankung und drückt dies daher in individuellen Bedürfnissen aus. Gleichzeitig besitzt jeder Mensch ein individuelles Potenzial an Ressourcen, ganz gleich wie eingeschränkt er in seinen Fähigkeiten auch ist. Die Würde eines jeden Menschen und seine Einzigartigkeit werden im Leben und über den Tod hinaus geachtet, seine Autonomie wird respektiert und unterstützt. Jeder Mensch erfährt die gleiche respektvolle Zuwendung, unabhängig von seinem Glauben, seiner Weltanschauung und seiner Herkunft.

Neben Fachwissen und pflegerischer Kompetenz gilt die „Haltung" als Herzstück palliativer Betreuung. Als Grundhaltung in Palliative Care kann ein respektvoller, wertschätzender und ehrlicher Umgang miteinander gelten. Das betrifft nicht nur die Kommunikation mit PatientInnen und Angehörigen, sondern ganz besonders auch die Kommunikation innerhalb des Teams.

Wir verstehen uns auch als BeraterInnen des Patienten, der Patientin, aber wir wissen nicht besser als die Betroffenen, was ihnen guttut. Sie sind die ExpertInnen für ihren Körper und wie immer sie sich auch entscheiden, ihre Entscheidung ist zu respektieren und es steht uns nicht zu, darüber zu urteilen. Unsere Aufgabe ist es, sie in der Bewältigung ihrer Krankheitssituation zu unterstützen. Professionelle BetreuerInnen müssen sich der Gefühle, Ängste und Bedürfnisse der PatientInnen bewusst sein. Achtsamkeit bedeutet eine nichtwertende Haltung und eine Offenheit dem gegenüber, was in diesem Moment geschieht, ohne es zu bewerten, begründet in einem leidenschaftlichen Interesse an der anderen Person. (Lavoie et al. 2006)

Zu den Grundhaltungen in Palliative Care gehört auch positive Wertschätzung. Es bedeutet das bedingungsfreie Akzeptieren und Annehmen des anderen, unabhängig davon, was er äußert oder wie er sich gerade gibt. Es bedeutet jedoch nicht, dass man inhaltlich immer der gleichen Meinung sein muss!

Wertschätzung ist verbunden mit Respekt, Achtung, Wohlwollen sowie Anerkennung und drückt sich in Zugewandtheit, Interesse, Aufmerksamkeit und Freundlichkeit aus. Menschen mit hohem Selbstwert haben öfter eine höhere wertschätzende Haltung anderen gegenüber und werden öfter von anderen wertgeschätzt. Empfangene und gegebene Wertschätzung vergrößert das Selbstwertgefühl, sowohl beim Empfänger als auch beim Geber.

Empathie, Ehrlichkeit, Akzeptanz und Authentizität gelten ebenfalls als wesentliche Qualitäten in der Betreuung von PatientInnen mit lebensbedrohenden Erkrankungen. Diese Qualitäten hängen ganz wesentlich von der Haltung der professionellen BetreuerInnen ab. (Doyle 2004) Haltung ist „ansteckend". Eine grundsätzlich wertschätzende Haltung anderen Menschen gegenüber breitet sich innerhalb eines Teams ebenso aus, wie eine abwertende, geringschätzende Haltung. Daher gilt es, sehr achtsam mit wertenden Äußerungen umzugehen.

Praxisbeispiel: Frau Müller läutet innerhalb kurzer Zeit mehrfach nach der Schwester. Eine Kollegin im Pflegeteam beklagt sich über die „lästige" Patientin. Sehr rasch wird Frau Müller innerhalb des Teams den Status einer „lästigen Patientin" haben. Das erschwert den Pflegenden den Blick auf die Bedürfnisse der Patientin und es wird damit kaum möglich sein, Frau Müller angemessen zu betreuen. Würde die Kollegin wahrnehmen können, dass Frau Müller offenbar ein Bedürfnis nach Nähe, nach Anwesenheit hat, könnte sie mit ihr darüber sprechen und so vielleicht herausfinden, was die Patientin braucht.

Palliative Care als Haltung meint auch, wie Heller schreibt, dass die Helfenden eine Schwäche für die eigenen Schwächen entwickeln, um den Schwachen zu begegnen. In dieser Bezogenheit kann die Hilflosigkeit und Ohnmacht Helfende und Betroffene miteinander verbinden. (Heller 2006) Nicht die HelferInnen sind die Starken und die PatientInnen die Schwachen, letztlich findet immer eine Begegnung von zwei Menschen statt.

„Wenn wir jemandem helfen wollen, müssen wir zunächst herausfinden, wo er steht. Das ist das Geheimnis der Fürsorge. Wenn wir das nicht tun können, ist es eine Illusion zu denken, wir könnten anderen Menschen helfen. Jemanden zu helfen impliziert, dass wir mehr verstehen als er, aber wir müssen zunächst verstehen, was er versteht." (Søren Kierkegaard)

Zu den Schlüsselkompetenzen in der Palliativbetreuung gehört ***Empathie***. Diese Fähigkeit, sich in die Situation eines anderen Menschen einfühlen zu können, ist in der Pflege unverzichtbar. Die Fähigkeit zur Empathie kann generell auch als Grundlage für soziales und mitmenschliches Verhalten betrachtet werden.

> **Empathie** (griech. = Mitfühlen) bezeichnet die Fähigkeit eines Menschen, sich in einen anderen Menschen hineinzuversetzen, seine Gefühle zu teilen und sich damit über sein Verstehen und Handeln klar zu werden.

Giacomo Rizolatti entdeckte im Jahr 2000 die Funktion der Spiegelneurone in der Großhirnrinde. Er konnte nachweisen, dass diese Neurone gleich reagieren, unabhängig davon, ob eine Handlung selbst ausgeführt, oder bei einem anderen beobachtet wird. (Rizzolatti et al. 2008) Für die Pflege kann das bedeuten, dass das, was wir als „innere Haltung" verstehen, ohne unser Zutun im Sinne eines Spiegelprinzips bei unserem Gegenüber ankommt. Gerade schwer kranke und sterbende Menschen haben eine besondere Feinfühligkeit in der Wahrnehmung der Haltung ihres Gegenübers. Wenn Pflegende daher eine wenig respektvolle innere Haltung den PatientInnen gegenüber haben, werden sich die PatientInnen auch durch freundliche Worte nicht darüber hinwegtäuschen lassen.

Wenn Empathie und Mitgefühl auch zu den Kernkompetenzen in der Palliativpflege gehören, so gilt es doch, deutlich zwischen Mitgefühl und Mitleid zu unterscheiden. Mitgefühl ist im Grunde viel mehr als nur ein Gefühl für andere – Empathie – es ist vielmehr eine Anteil nehmende, tief empfundene Fürsorge, ein Wunsch, etwas zu tun, um das Leid des Menschen zu lindern ... (Goleman 2003). Während Mitgefühl eine essenzielle Fähigkeit in der Pflege darstellt, kann Mitleiden überaus hinderlich sein. Für Pflegende ist es wesentlich, nicht mit den PatientInnen mitzuleiden, denn Mitleid stellt keine Hilfe dar.

Zu den wesentlichen persönlichen Aspekten der Haltung in der Palliativpflege gehören:

- Bereitschaft zur Auseinandersetzung mit den Themen um Leiden, Tod, Sterben und Spiritualität
- Wissen um die eigenen Stärken und Schwächen
- eine grundsätzlich wertschätzende und respektvolle Haltung anderen Menschen gegenüber
- ***Authentizität***
- Fürsorge und zugleich Respekt vor dem Recht auf Selbstbestimmung
- Bereitschaft zur interprofessionellen Zusammenarbeit
- Akzeptanz des Nichts-Tun-Könnens.

> **Authentizität** (griech.) bedeutet soviel wie echt oder aufrichtig

Es gehört zu den Aufgaben der Pflege, die schwer kranken und sterbenden PatientInnen und ihre Angehörigen empathisch auf ihrem individuellen Weg zu unterstützen. Diese Unterstützung der PatientInnen soll mit einem Zurücknehmen der eigenen Person und mit dem Aushalten auch schwieriger Situationen ausbalanciert werden. Das Wesen der Begleitung besteht in dem „Ganz-anwesend-Sein", in dem authentischen Präsent-Sein. Daniela Tausch-Flammer bringt dies so zum Ausdruck:

„Sicher, wir können durch unser Tun helfen, aber auf der tiefsten Ebene helfen wir durch die Qualität dessen, was wir sind. Darum ist es so wichtig, dass wir uns selbst entwickeln, uns selbst kennen lernen." (Tausch-Flammer 2009)

5.1 *Lebensqualität bei PalliativpatientInnen*

Palliative Care ist ein Ansatz, mit dem die Lebensqualität der Patienten und ihrer Familien verbessert werden soll, wenn sie mit einer lebensbedrohlichen Krankheit und den damit verbundenen Problemen konfrontiert sind. Dies soll durch Vorsorge und Linderung von Leiden, durch frühzeitiges Erkennen und untadelige Erfassung und Behandlung von Schmerzen und anderen physischen, psychosozialen und spirituellen Problemen erfolgen. (Steffen-Bürgi 2006)

Der Aspekt der Lebensqualität ist in der Palliativbetreuung von zentraler Bedeutung. Dabei ist zu beachten, dass das Ausmaß an Lebensqualität keinesfalls von Außen beurteilt werden kann. Lebensqualität kann also nicht primär medizinisch oder pflegerisch definiert werden, sondern ist im lebensgeschichtlichen Kontext zu verstehen und das bedeutet zugleich, dass die Wahrnehmung und die Definition der individuellen Lebensqualität ausschließlich durch den Patienten, die Patientin definiert werden kann.

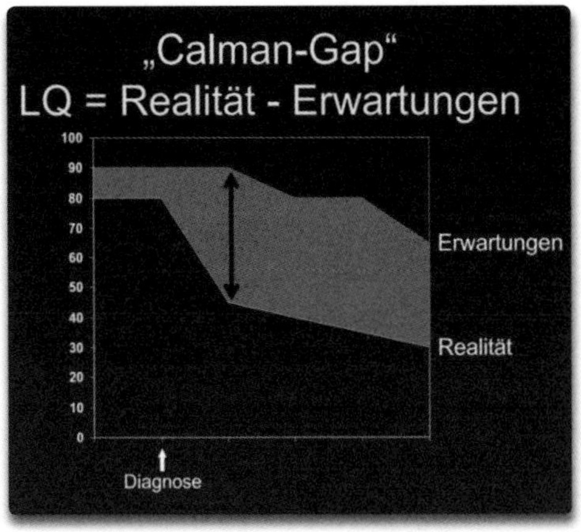

Abb. 2: Calman-Gap (Calman 1984)

Quality of life is what the patient says it is – Lebensqualität ist das, was der Patient sagt, es sei seine Lebensqualität, so Ciaran O'Boyle. Es ist also nicht möglich, die Lebensqualität von außen zu beurteilen. (O'Boyle et al. 1997) Im Modell von Calman wird die Erfahrung von Lebensqualität so beschrieben: Lebensqualität ist die Differenz zwischen dem Soll und dem Istwert, wobei der Sollwert die Ansprüche des Menschen ausdrückt und der Istwert die Realität. Ist die Differenz sehr groß, ist die Lebensqualität schlecht. Ist die Differenz gering, ist die Lebensqualität gut. (Calman 1984)

Für die betroffenen PatientInnen bedeutet das, dass nach Möglichkeit die Realität den Erwartungen angepasst werden soll, oder wenn dies nicht realistisch ist, dass die Erwartungen an die Realität angepasst werden. Mit einem Ansatz, welcher neben körperlichen Symptomen auch psychische, soziale und spirituelle Aspekte berücksichtigt, strebt Palliative Care an, Menschen mit unheilbaren, lebensbedrohlichen oder chronisch fortschreitenden Erkrankungen bis zum Tod eine möglichst hohe Lebensqualität zu ermöglichen. Aktuelle Forschungen belegen, dass nicht nur körperliche Faktoren, sondern vor allem auch nicht-somatische Faktoren, wie Wertvorstellungen und Sinnerfahrung die Wahrnehmung von Lebensqualität beeinflussen. (Fegg et al. 2005)

Ich lernte, die Krankheit als einen Teil meiner Person zu akzeptieren, meine körperliche Reduziertheit nicht als eine Minderung meiner Person zu erleben. Mehr und mehr wurde meine Krankheit zu einem Stadium des persönlichen Lernens und Wachsens, zu einer Reise zu mir selbst, zu neuen Erfahrungen und Erkenntnissen.

Anne Marie Tausch (1981) in: Gespräche gegen die Angst.

Wenn auch die Behandlung belastender Symptome als eine Grundvoraussetzung für die Erfahrung einer zufriedenstellenden Lebensqualität als Voraussetzung gilt, ist es oft beeindruckend, wie hoch PatientInnen ihre Lebensqualität auch bei schwerer Erkrankung einschätzen. Voraussetzung dafür ist das Gefühl, wertgeschätzt zu werden und nicht eine unzumutbare Last für die Umgebung zu sein. (Breitbart 2004, S. 303) Wenn es gelingt, die PatientInnen in der Bewältigung ihrer Situation zu unterstützen, die Symptome, die sie belasten, zu lindern, dann kann ein Zufriedenheits-Paradox, die als hoch empfundene Lebenszufriedenheit, selbst bei schwerer Erkrankung, auftreten. Deshalb ist es ganz wesentlich, dass professionelle BetreuerInnen sich nie anmaßen, die Lebensqualität der PatientInnen zu beurteilen, denn dies liegt ausschließlich in der Kompetenz des Patienten, der Patientin.

Zu den wesentlichen Faktoren zur Erhaltung der Lebensqualität zählen eine umfassende Symptomkontrolle, eine grundsätzlich wertschätzende und respektvolle Haltung der BetreuerInnen und Erfahrung von Sinn durch den Patienten, die Patientin.

> ***Lebensqualität aus der Sicht einer Patientin***
>
> *Ich verstehe und werde verstanden*
>
> *Ich werde respektiert und wertgeschätzt*
>
> *Ich darf wünschen, fordern und verweigern*
>
> *Ich erhalte die Betreuung, die ich brauche*
>
> *Ich kann sicher sein, dass meine Schmerzen gelindert werden*
>
> *Ich kann sicher sein, dass ich mit meinen Ängsten nicht alleine gelassen werde (o. A.)*

5.2 PatientInnen – Orientierung

Wenn es nicht mehr um Heilung einer Erkrankung gehen kann, bekommt die Erhaltung der Lebensqualität höchste Priorität. Ein wesentlicher Aspekt dafür ist eine ***patientInnenorientierte*** Pflege und Betreuung. PatientInnenorientierung bedeutet, dass sich alle medizinischen und pflegerischen Maßnahmen weitgehend an den aktuellen Bedürfnissen der PatientInnen orientieren. Nach Donabedian haben die PatientInnen eine aktive Rolle in der Gestaltung ihrer Versorgung (Donabedian 1992) und es ist daher entscheidend, dass sich die Betreuung wesentlich an dem/der Betroffenen orientiert.

Wir alle sind bereit, eine vorübergehende Einschränkung unserer Lebensqualität, wie bei einem stationären Aufenthalt im Krankenhaus, in Kauf zu nehmen, wenn wir Aussichten auf Wiederherstellung der Gesundheit haben. Wenn es sich aber um unsere letzte Lebenszeit handelt, werden Selbstbestimmung und eine Betreuung, die sich an unsere Bedürfnisse anpasst, sehr bedeutsam.

Obwohl unser Gesundheitswesen eher produktions- und ökonomieorientiert ist, zeigt die Pflege, vor allem die palliativ orientierte Pflege, eine zunehmende PatientInnenorientierung. In Palliative Care stellt diese PatientInnenorientierung ein wesentliches Charakteristikum dar. Aber von einem Betreuungskonzept, das die radikale Patientenorientierung als handlungsleitendes Grundprinzip versteht, sind wir noch weit entfernt. (Heller et al. 2000) PatientInnenorientierung in der Pflege kann auch bedeuten, dass die PatientInnen selbst über ihren Tagesablauf und über ihre Schlafzeiten bestimmen.

Menschen sind umfassend als bio-psychosoziale Einheit zu betrachten. Es sind also nicht nur körperliche Aspekte, sondern gleichermaßen seelische und spirituelle Bedürfnisse zu berücksichtigen.

Eine 32-jährige Patientin, die an einem sehr fortgeschrittenen Ovarial-Carcinom leidet, klagt über eine schlechte Schlafqualität. Am besten ist ihr Schlaf in der Früh, wenn die Pflegenden sie wecken. Im Sinne der Orientierung an den Bedürfnissen der Patientin beschließt das Pflegeteam, sie nicht zu wecken, sondern sie ungestört schlafen zu lassen und die Körperpflege erst dann durchzuführen, wenn die Patientin bereit dazu ist. Neben der Linderung belastender Symptome ist auch die Stärkung gesunderhaltender Anteile sowie die Ermutigung und Befähigung der PatientInnen zur Selbstbestimmung (Russell et al. 1998) ein wesentlicher Aspekt palliativer Pflege.

Bereits 1981 entwickelte Maslow (1977) sein Modell der menschlichen Bedürfnisse. Zu den Grundbedürfnissen gehören:

- Physiologische Bedürfnisse: Hunger, Durst, sexuelle Bedürfnisse, Bedürfnis nach körperlichem Wohlbefinden, nach Entspannung, sinnlichen Erfahrungen, etc.
- Bedürfnisse nach Sicherheit: Bedürfnis nach Schutz vor Bedrohung, vor Krankheit und Schmerz, Bedürfnis nach Wohnung, nach Absicherung im Alter und gegen Arbeitslosigkeit etc.
- Bedürfnisse nach Zugehörigkeit und Liebe: Bedürfnis nach Kontakt, nach Freundschaft, nach Aufnahme durch seinesgleichen etc.
- Bedürfnisse nach Wertschätzung: Bedürfnis nach Wertschätzung und Anerkennung durch andere, Bedürfnis nach Selbstschätzung
- Selbstverwirklichungsbedürfnisse: Bedürfnis nach Entfaltung der Persönlichkeit, nach Individualität, nach „höheren" Werten und Idealen

Neben den körperlichen Bedürfnissen und dem Bedürfnis nach Liebe und Zuwendung steht bei einer schweren Erkrankung das Bedürfnis nach Schutz, Geborgenheit und Sicherheit im Vordergrund.

5.3 Selbstbestimmung

Das Recht auf Selbstbestimmung wahrnehmen zu können wird als wesentlicher Aspekt der Lebensqualität verstanden. Unter Selbstbestimmung wird die Fähigkeit einer Person verstanden, ihren Willen auszudrücken und in Übereinstimmung mit ihren Werten und Überzeugungen zu leben. Sie ist abhängig vom Informationsstand, der aktuellen Situation und der Bereitschaft und Fähigkeit der Betroffenen, Verantwortung für das eigene Leben und Sterben zu übernehmen.

Unter **Autonomie** (griech.: autos = selbst, nomos = Gesetz) versteht man im medizinischen Kontext die Fähigkeit, über die eigenen geistigen und körperlichen Kräfte frei verfügen zu können. Der konträre Terminus Heteronomie beschreibt Abhängigkeit und Fremdbestimmtheit.

Selbstbestimmung und ***Autonomie*** zu respektieren bedeutet für die Pflegenden auch den biografischen Hintergrund des kranken Menschen zu berücksichtigen, seine An- und Zugehörigen als mögliche Ressource und Unterstützung anzuerkennen sowie die jeweilige Familiendynamik zu berücksichtigen.

Der Patient, die Patientin hat das Recht, so klar und so offen wie möglich informiert zu werden, aber zugleich besteht auch das Recht auf Nicht-Wissen. Das bedeutet, die PatientInnen müssen alle Informationen erhalten, die sie wünschen.

Während die Informationen über Diagnose und Prognose ärztliche Aufgabe ist, liegt es an den Pflegenden, die PatientInnnen über alle pflegerischen Maßnahmen ausreichend zu informieren und sich zu vergewissern, ob die Informationen verstanden wurden; das bedeutet, sich immer wieder zu vergewissern, ob der Wille der kranken Person richtig verstanden wurde und ihm im Rahmen des Möglichen entsprochen wird.

Eine **Patientenverfügung** ist eine schriftliche Vorausverfügung einer Person für den Fall, dass sie ihren Willen nicht mehr (wirksam) erklären kann. Sie bezieht sich vor allem auf medizinische, selten auf pflegerische Maßnahmen.

Zum Respekt vor dem Recht auf Selbststimmung bei kommunikationsunfähigen PatientInnen gehört es auch, die Betreuung an eventuell von ihnen im Voraus mündlich formulierten oder schriftlich dokumentierten Werte- und Willensäußerungen, einer ***Patientenverfügung***, zu orientieren.

Im alltäglichen Leben, nicht nur in der Medizin, steht Autonomie im direkten Zusammenhang mit dem Respekt vor einem Menschen mit seinem Willen und seinen Wertvorstellungen. Die Förderung und Wiederherstellung der Fähigkeit zur Selbstbestimmung ist das wesentliche Ziel der Medizin sowie eine besondere Herausforderung der Palliativmedizin, weiters auch ein autonomes Sterben als Abschluss eines autonomen Lebens zu ermöglichen. (Müller-Busch 2007) Grundsätzlich gilt, dass jede medizinische oder pflegerische Intervention der Erlaubnis des Patienten, der Patientin bedarf.

Die PatientInnen sind die ExpertInnen für ihren Körper, Medizin und Pflege haben eher beratende Funktion, denn nicht wir, sondern die PatientInnen wissen, was gut für sie ist. Das Patientenwohl hängt direkt mit der Selbstbestimmung zusammen und umgekehrt, beide Prinzipien sind ***interdependent***. Für Wohlergehen ist die Selbstbestimmungsfähigkeit bis zu einem gewissen Grade nötig, weil der Patient wegen der langen Erfahrung mit seinem Leben und sei-

Interdependenz bedeutet eine wechselseitige Abhängigkeit (Dependenz), oder eine wechselseitige Beeinflussung nem unmittelbaren Zugang zur eigenen Subjektivität selbst am besten weiß, was ihm gut tut und wie er sein Wohl fördern kann. (Gabl et al. 2008) Hier kann ein scheinbarer Widerspruch zwischen Fürsorgepflicht und dem Recht auf Selbstbestimmung entstehen.

> **Praxisbeispiel:** *Bei einer 72-jährigen Patientin werden nach mehreren Schlaganfällen Hemiplegie, Sprachstörungen und einer beginnenden Demenz zur Dekubitusprophylaxe regelmäßige Lagewechsel durchgeführt. Die Patientin reagiert, besonders nachts, sehr abwehrend auf die Lagerungen. Für die Pflegenden ergibt sich damit ein Dilemma: Sollen sie, im Respekt vor der Selbstbestimmung der Patientin, auf einen Lagewechsel verzichten, oder müssen sie, aufgrund ihrer Fürsorgepflicht zur Dekubitusprophylaxe, auf einen Lagewechsel bestehen?*

Fürsorge und Selbstbestimmung stellen jedoch keinen Widerspruch dar. Für die Pflegenden ist es wesentlich, die Selbstbestimmung der PatientInnen zu fördern und zugleich nach Wegen zu suchen, auch die Fürsorgepflicht wahrzunehmen. Grundsätzlich darf keine medizinische oder pflegerische Maßnahme gegen den Willen der Patientin, des Patienten durchgeführt werden. Eine Ausnahme stellen schwerwiegende psychiatrische Erkrankungen und andere begründete Situationen von Entscheidungsunfähigkeit dar.

Bei dem oben angeführten Praxisbeispiel könnte zum Beispiel mit der Patientin eine Vereinbarung getroffen werden, die Lagewechsel während der Nachtstunden in Form von Micro-Lagerungen durchzuführen, sodass ihr Nachtschlaf dadurch nicht gestört wird.

> **Praxisbeispiel:** *Frau Herbst ist 78 Jahre alt, sie ist alleinstehend, ihr einziger Verwandter ist ihr Neffe. Sie war Buchhalterin von Beruf. Seit ihrem Schlaganfall vor 5 Jahren leidet sie unter ausgeprägten Sprachstörungen und aufgrund ihres starken Asthmas benötigt sie ständig Sauerstoff und Betreuung. Sie hat sich selbst dazu entschieden, ins Pflegeheim zu ziehen.*
>
> *Frau Herbst gestaltet ihren Tagesablauf selbst und meist ist sie sehr beschäftigt, vor allem mit „Büroarbeiten" wie sie sagt. Sie bestellt leidenschaftlich gerne aus verschiedenen Versandhauskatalogen. In ihrem Zimmer stapeln sich viele, meist unbrauchbare Gegenstände aus ihren Bestellungen. Das meiste Geld braucht sie*

jedoch für die vielen Gewinnspiele, an denen sie teilnimmt. Es sind fragwürdige Versprechungen von Millionengewinnen, die sie immer wieder dazu bringen, Geldscheine an die Adresse der Anbieter dieser Gewinnspiele zu schicken. Mit der Hoffnung auf einen großen Gewinn investiert Frau Herbst ihr gesamtes Geld auf diese Weise. Den Pflegenden fällt auf, dass ihr kein Geld mehr für persönliche Bedürfnisse bleibt und sie versuchen Frau Herbst von ihrer Leidenschaft abzubringen. Erfolglos.

Wie verhält es sich hier mit dem Recht auf Selbstbestimmung?

Das Verständnis des Begriffes Selbstbestimmung geht meist davon aus, dass es sich um Menschen handelt, die sich ihrer selbst bewusst sind, für sich und andere entscheiden können, Verantwortung tragen und sie auch sprachlich zum Ausdruck bringen können. Diese Beschreibung würde jedoch Kinder, Demente und Bewusstlose ausschließen. Aber auch für sie gilt das Recht auf Selbstbestimmung, wenn auch auf besondere Weise. So sind Demente durchaus in der Lage, ihre Zustimmung oder Ablehnung zu pflegerischen Maßnahmen auszudrücken. Das geschieht oft mittels nonverbaler Willensäußerungen, Gestik oder Mimik.

Eine Form der Selbstbestimmung bezüglich medizinischer und pflegerischer Maßnahmen, auch in Situationen von Bewusstlosigkeit und Kommunikationsunfähigkeit, stellt die Patientenverfügung dar. In dieser Verfügung legen Menschen vorab fest, was sie sich in bestimmten Situationen von ihren professionellen BetreuerInnen aus Medizin und Pflege wünschen und erwarten.

Reflexionsfragen:

- In welchen Bereichen ist Ihnen persönlich das Recht auf Selbstbestimmung wichtig?
- Wie viel Selbstbestimmung bleibt den PatientInnen trotz Pflegebedürftigkeit erhalten?
- Wie geht es Ihnen, wenn eine Patientin, ein Patient Ihre pflegerischen Maßnahmen ablehnt?

6 Würde

Die Menschenwürde zeichnet sich dadurch aus, dass alle Menschen in Hinblick auf diese Würde gleich sind, weshalb die daraus resultierenden Rechte (Menschenrechte) auch für alle Menschen Gültigkeit haben. „Sie ist die Würde des Menschen als Gattungswesen, unabhängig von seinem Verhalten. Sie wird mit dem Menschen geboren und ist jedem eigen. Niemand kann sie verlieren, wie immer er sich verhält. Die Menschenwürde in diesem Sinne kann keinem genommen werden, sie verlangt Achtung und Respekt in allen Beziehungen der Menschen untereinander. Jeder besitzt sie ohne Rücksicht auf seine Eigenschaften, seinen Verstand, seine Leistungen und seinen sozialen Status." (Schreiber et al. 1989)

Der Begriff der Würde wird im Zusammenhang mit der Pflege und Betreuung schwer kranker, alter und pflegebedürftiger Menschen häufig verwendet. Die Würde ist mit dem Menschsein gegeben, ist also unabhängig von der Bewusstseinslage eines Menschen oder einem bestimmten Kontext. In diesem Sinn ist Würde unverlierbar und bedarf des bedingungslosen Respekts. In Situationen der Schwäche – beispielsweise bei fortgeschrittener Erkrankung und im Sterben – ist sie allerdings leicht verletzbar. In der Palliativbetreuung muss „Würde als Leitkategorie", wie Reitinger (2004) sie beschreibt, gelten.

Wenn sich die Lebensqualität nicht mehr mit dem verbreiteten gesellschaftlichen Klischee von Jugendlichkeit, Selbstverwirklichung und Gesundheit deckt, wenn wir nicht mehr alles bekommen können, was wir uns wünschen, muss das Leben dann als würdelos bezeichnet werden? Ist das Leben nicht mehr lebenswert, wenn wir den Körper und unter Umständen auch Geist nicht mehr selbst kontrollieren können? (Arndt 2007, S. 118)

Cochinov (2002) hat in einer Untersuchung zum Würdeverständnis sterbender Menschen die Würde bewahrenden Interventionen erarbeitet. Neben einer sorgfältigen Erfassung von körperlichen und psychischen Belastungen, der Angst vor Funktionsverlust und vor dem Sterben stellt er folgende Interventionen als Würde-bewahrend in den Mittelpunkt:

- Aufklärung und Information als dialogischer Prozess
- Einbeziehung des Patienten, der Patientin in Entscheidungsprozesse
- Abbau von Ängsten
- Psychosoziale Begleitung und Unterstützung
- Schaffung von Ansatzpunkten für Hoffnung

Söderberg, Gilje und Norberg haben untersucht, wie Pflegende Würde oder das Fehlen von Würde wahrnehmen. Die AutorInnen kommen zu dem Schluss, Würde erzeugt Würde und in einem entsprechenden Verhalten und Umgang verorten sie die ethische Dimension für die Pflege. (Pleschberger 2006) Wenn Würde wiederum Würde erzeugt, dann tangieren Rahmenbedingungen, die Pflegende zwingen, entgegen ihrem Wissen und im Widerspruch zu ihrem beruflichen Ethos zu pflegen, auch die Würde der PatientInnen. Oder wie es Olivia Dibelius formuliert: „Andere zu veranlassen, würdelos pflegen zu müssen, erlebe ich als Angriff auf meine Person." (Dibelius 2003, S. 25) Eine allseits geforderte, würdevolle Pflege setzt entsprechende Rahmenbedingungen für die Pflegenden voraus. Die Orientierung an der Würde des Patienten, der Patientin zeigt sich insbesondere darin, dass die Pflegenden:

- die unheilbar kranken oder sterbenden PatientInnen in ihrer Einzigartigkeit sehen und ihnen individuell begegnen,
- der besonderen Verletzlichkeit des Patienten, der Patientin sowohl im Verhalten als auch in jeder Form der Kommunikation Rechnung tragen,
- sich auf Fragen von Sinn und Sinnlosigkeit sowie Endlichkeit einlassen und dem Patienten, der Patientin die Möglichkeit geben, auch existenzielle Fragen anzusprechen.
- Die Achtung der Würde einer Person schließt den Respekt vor dem Recht auf Selbstbestimmung und Autonomie ein.

Street und Kissane weisen darauf hin, dass dem häufig genannten Begriff vom „Sterben in Würde" keine einheitliche Definition zugrunde liegt und er, je nach Kontext, ganz unterschiedlich verstanden werden kann. Häufig steht die Idee vom würdigen Sterben jedoch in engem Zusammenhang mit Selbstbestimmung, Selbstwert und Selbstachtung. (Street et al. 2001) Der rechtlich verankerten Grundwürde aller Menschen kann die persönliche Würde gegenübergestellt werden. Die persönliche Würde eines Menschen umfasst die eigenen Wünsche und Vorstellungen, das Eingebundensein in ein soziales Umfeld und die Verwirklichung individueller Lebenskonzepte.

Wenn die persönliche Würde, nach Street und Kissane, auch Selbstbestimmung, Selbstwert und Selbstachtung umfasst, dann ist nachvollziehbar, dass eine lebensbedrohende Erkrankung diese Grundlagen der personalen Würde verletzen kann. Die Erfahrung von Pflegebedürftigkeit und Pflegeabhängigkeit stellt eine Bedrohung für die erlebte Würde dar. Verluste, Einbußen und die Verminderung von Einflussnahme bedrohen die persönliche und körperliche Integrität. (Windisch 2011) Eine individuelle, achtsame Pflege kann diese bedrohte Würde wiederherstellen und die Selbstachtung des Patienten, der Patientin stärken.

Reflexionsfragen:

- Was bedeutet Würde für Sie?
- In welchen Bereichen sehen Sie die Würde der PatientInnen bedroht?
- Wie kann Pflege zum Erhalt der Würde der PatientInnen beitragen?

7 Kommunikation

Eine offene, respektvolle und einfühlsame Kommunikation ist wesentlicher Bestandteil palliativer Betreuung. Besondere Aufmerksamkeit wird dabei der Diagnosemitteilung gewidmet. Eine verständliche und wiederholte, stufenweise Aufklärung versetzt den Patienten, die Patientin in die Lage, realistische Erwartungen zu entwickeln und sie ermöglicht eine eigenständige Willensbildung und Entscheidung.

Grundvoraussetzungen dazu sind Empathie und Wahrhaftigkeit gegenüber den PatientInnen. Manche PatientInnen haben jedoch nicht die Kraft, sich aktuell mit der Erkrankung und ihren Folgen realistisch auseinanderzusetzen. Diese Haltung ist unbedingt zu respektieren. Sie erlaubt den Kranken, Hoffnungen zu hegen, die ihnen helfen können, eine sehr belastende Situation besser auszuhalten. Hoffnung hat einen eigenständigen Wert, welcher palliative Wirkung entfalten kann.

Die meisten Menschen möchten über ihre lebensbedrohende Erkrankung informiert werden und einige möchten auch wissen, wie viel Lebenszeit ihnen noch bleibt. (Hagerty et al. 2005) Wenn Angehörige den Wunsch äußern, den Patienten, die Patientin vor schlechten Nachrichten zu schonen, oder umgekehrt die Verleugnung der Krankheit durch den Patienten, die Patientin nicht zu berücksichtigen, müssen die Hintergründe für solche Wünsche angesprochen werden.

Das Recht der PatientInnen auf Aufklärung bzw. Nicht-Wissen steht jedoch eindeutig über den Wünschen der Angehörigen. Die Angehörigen sollten in der Bewältigung der für sie oft sehr schwierigen Situation unterstützt werden. Die Betreuung von Schwerkranken und Sterbenden ist mit einem Risiko von Spannungen und Konflikten zwischen PatientIn, Angehörigen und Betreuenden verbunden. Ein einheitlicher Informationsstand, regelmäßige Gespräche sowie die Bestimmung einer Bezugsperson können hilfreich sein, um Spannungen zu vermindern oder Konflikte zu bewältigen.

Eine gelingende Kommunikation in der Palliativpflege beinhaltet aber sehr viel mehr als eine angemessene Diagnosemitteilung. Es geht dabei um die alltägliche Kommunikation im Rahmen der Pflege und Betreuung. Wesentliche Fähigkeiten sind Zuhören, Wahrnehmen und eine respektvolle Haltung den PatientInnen gegenüber. Im Wissen, dass Gefühle wie Wut, Trauer, Angst und Verzweiflung erlaubt, ja vielleicht hilfreich sind, müssen wir lernen, den Emotionen der Menschen Raum zu geben.

Was die kleine Momo konnte wie kein anderer, das war: Zuhören. Das ist doch nichts Besonderes, wird mancher sagen, zuhören kann doch jeder. Aber das ist ein Irrtum. Wirklich zuhören können nur ganz wenige Menschen. Und so wie Momo sich's aufs Zuhören verstand, war es ganz und gar einmalig. Momo konnte so zuhören, dass dummen Leuten plötzlich sehr gescheite Gedanken kamen. Nicht etwa, weil sie etwas sagte oder fragte, was den anderen auf solche Gedanken brachte; nein sie saß nur da und hörte einfach zu, mit aller Aufmerksamkeit und aller Anteilnahme. Sie konnte so zuhören, dass ratlose oder unentschlossene Leute auf einmal ganz genau wussten, was sie wollten. Oder dass Schüchterne sich plötzlich frei und mutig fühlten. Oder dass Unglückliche und Bedrückte zuversichtlich und froh wurden. Und wenn jemand meinte, sein Leben sei ganz verfehlt und bedeutungslos und er selbst nur einer unter Millionen, einer auf den es überhaupt nicht ankommt und der ebenso schnell ersetzt werden kann wie ein kaputter Topf – und er ging hin und erzählte alles das der kleinen Momo, dann wurde ihm, noch während er redete, auf geheimnisvolle Weise klar, dass er sich gründlich irrte, dass es ihn, genauso wie er war, unter allen Menschen nur ein einziges Mal gab und dass er deshalb auf seine besondere Weise für die Welt wichtig war. So konnte Momo zuhören!

Michael Ende, Momo (2010)

Die Vertrauensbasis, die oft zwischen Pflegenden und den PatientInnen besteht, macht es den PatientInnen manchmal leicht, Fragen zu stellen. So kommt es häufig vor, dass PatientInnen während pflegerischer Handlungen, in denen häufig eine besondere Nähe entsteht, unvermittelt Fragen bezüglich ihrer Erkrankung stellen.

„Schwester, ist das Krebs, was ich habe?"

Hier muss deutlich gemacht werden, dass die Mitteilung einer Diagnose in ärztlicher Kompetenz liegt. Trotzdem ist es für eine vertrauensvolle Beziehung zwischen PatientIn und Pflegeperson nicht förderlich, wenn Pflegende auf derartige Situationen nicht vorbereitet sind. Mögliche Reaktionsweisen wären eine Nachfrage, warum die Patientin, der Patient diese Frage jetzt stellt, oder auch zu fragen, welche Befürchtungen der Anlass für diese Frage sind. Etwa: „Erzählen Sie mir von Ihren Befürchtungen, was macht Ihnen Kummer?“ Die Pflegeperson könnte auch anbieten, ein Gespräch mit dem zuständigen Arzt, mit der zuständigen Ärztin zu vermitteln, damit die Patientin, der Patient Antworten auf diese Fragen bekommt.

Für Pflegende ist es wichtig, eine solche Frage nicht als Zumutung wahrzunehmen, sondern vielmehr als Vertrauensbeweis, denn die PatientInnen überlegen sich sehr gut, wem sie eine derartige Frage stellen können.

Bitte eines sterbenden Menschen

Wenn ich dich bitte, mir zuzuhören und du beginnst, mir Ratschläge zu geben
Dann hast du nicht getan, worum ich dich gebeten habe.

Wenn ich dich bitte, mir zuzuhören und du fängst an, mir zu sagen,
dass ich nicht so oder so fühlen soll, dann trampelst du auf meinen Gefühlen herum.

Wenn ich dich bitte, mir zuzuhören und du glaubst, du müsstest nun etwas unternehmen, um mein Problem zu lösen, dann machst du mich klein und schwach,
so seltsam das auch klingt.

Hör mir zu!
Alles, worum ich dich bitte ist, dass du mir zuhörst.
Nichts sagst oder tust, nur zuhörst!

Guter Rat ist billig. Für eine Mark zehn Porto kann man ihn von jedem Briefkasten-Onkel aus den Zeitungen beziehen.
Ich kann alles für mich selber tun.

Ich bin nicht hilflos oder unfähig, bloß weil ich sterbend bin und Angst habe.
Vielleicht bin ich mutlos und zaudernd, aber klein, nicht hilflos.
Wenn du was tust, was ich selber kann oder selber für mich tun müsste,
dann trägst du zu meiner Unzulänglichkeit bei und vergrößerst mein Leid.

Aber wenn du akzeptierst, dass ich fühle, was ich fühle, wie unpassend oder verrückt es auch sein mag, dann kann ich aufhören, dich von der Richtigkeit meiner Gefühle überzeugen zu müssen und habe stattdessen Energie frei, herauszufinden, was sich hinter meinen Gefühlen verbirgt.
Und wenn das klar ist, sind meine Antworten auf meine Fragen offensichtlich und deutlich. Dann braucht es keinen Rat.

Bitte, höre mich und höre mir zu.
Und wenn du dann erzählen willst, warte eine Minute. Dann bist du an der Reihe und ich werde dir zuhören ... (Stappen et al. 2000, S. 120)

Reflexionsfragen:

- Überlegen Sie, würden Sie als Patientin über die Diagnose einer lebensbedrohenden Erkrankung informiert werden wollen?
- Wie reagieren Sie, wenn eine Patientin Sie nach ihrer Diagnose fragt?
- Welche kommunikativen „Stolpersteine“ nehmen Sie in Ihrer Praxis wahr?

8 Das interprofessionelle Team

8.1 Was ist ein Team?

Ein Team ist ein Zusammenschluss von mehreren Personen, die an einem gemeinsamen Ziel arbeiten, dazu die unterschiedlichen Stärken und vorhandenen Ressourcen nutzt und dies in einer strukturierten Form macht.

> Definitionen
> - Disziplin = Fach einer Wissenschaft, Teilbereich
> - multidisziplinär = mehrere Fächer betreffend
> - interdisziplinär, lat. = fachübergreifend, die Zusammenarbeit mehrerer Fachgebiete betreffend
> - multiprofessionell, lat. = mehrere Berufe betreffend
> - interprofessionell, lat. = berufsübergreifend, die Zusammenarbeit mehrerer Berufsgruppen betreffend

Den individuellen Bedürfnissen schwer kranker und sterbender Menschen kann eine einzelne Berufsgruppe nicht entsprechen, es braucht die Kompetenz eines ***multiprofessionellen Teams***. Diesem Anspruch gerecht zu werden heißt auch, traditionelle Hierarchien im Gesundheitswesen, vor allem die Dominanz der Medizin, infrage zu stellen und durch ein interdisziplinäres Verständnis zu ersetzen. Es ist wesentlich, dass sich die verschiedenen Pflegeberufe ihrer Bedeutung im multiprofessionellen Team bewusst sind. PflegehelferInnen verbringen viel Zeit mit den PatientInnen und ihre Beobachtungen sind oft entscheidend, deshalb haben Pflegende innerhalb des Betreuungsteams eine wichtige Stellung.

8.2 Wer gehört zum Team?

Neben den verschiedenen Pflegeberufen sind je nach Umfeld (Krankenhaus, Hauskrankenpflege, Pflegeheim) ÄrztInnen, PhysiotherapeutInnen, SeelsorgerInnen, PsychotherapeutInnen, Ehrenamtliche, SozialarbeiterInnen und andere Mitglieder eines Betreuungsteams. Nur durch eine enge, professionsübergreifende Zusammenarbeit kann eine umfassende Betreuung gelingen. Die Qualität der Betreuung hängt aber ganz entscheidend von der Zusammenarbeit der jeweiligen MitarbeiterInnen ab. Teams, in denen die Berufsgruppen nicht nur nebeneinander arbeiten, sondern das ausdrückliche Ziel haben, ihre spezifischen Kompetenzen zu nutzen und sowohl fachbezogen als auch disziplinübergreifend zu arbeiten, werden als besonders effizient und erstrebenswert bewertet. (Crawford et al. 2003)

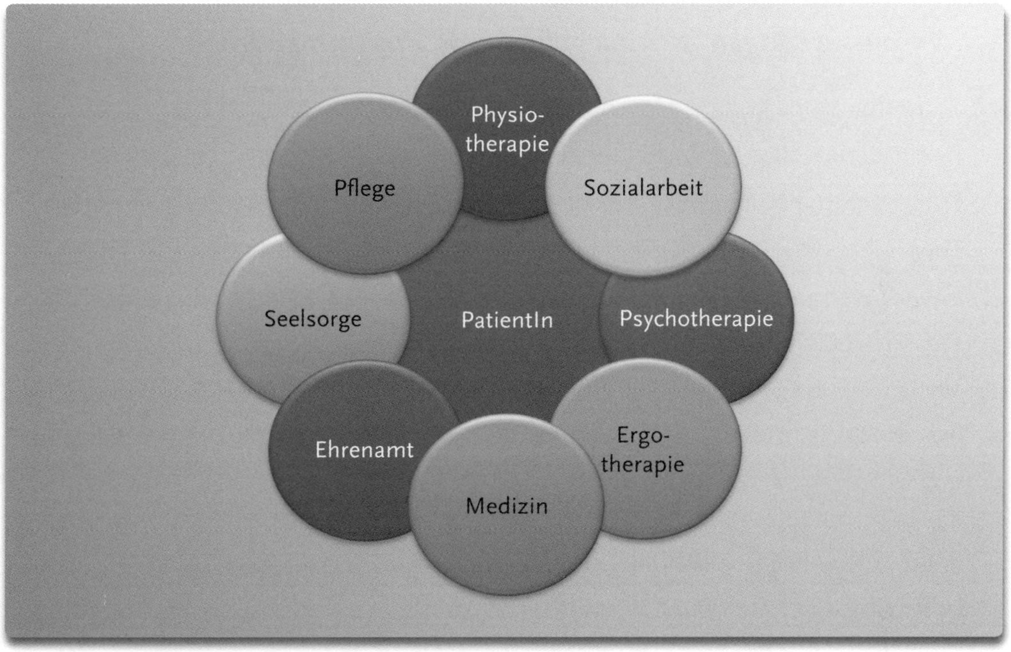

Abb. 3: Interprofessionelle Zusammenarbeit (eigene Darstellung)

Neben der Fachkompetenz der einzelnen Teammitglieder sind gegenseitige Anerkennung, Respekt und Wertschätzung für eine gelingende Teamarbeit unverzichtbar. Gute Teamarbeit zeigt sich vor allem darin, wie mit Konflikten umgegangen wird. Menschen nehmen eine bestimmte Situation oft unterschiedlich wahr, sie erleben und beschreiben diese Situation auf verschiedene Weise. Dabei ist es wichtig, die verschiedenen Wahrnehmungen ernst zu nehmen, sie als subjektive Wirklichkeit zu respektieren.

Werte gelingender Teamarbeit:

- Kollektive Intelligenz (gemeinsam wissen wir mehr)
- Synergien (Fähigkeiten werden gebündelt)
- Motivationseffekte (zusammen macht es mehr Spaß)
- Fachkompetenz der einzelnen KollegInnen (jede/r) hat spezielle Fähigkeiten)

Wenn ein Team dazu in der Lage ist, das gemeinsame Wissen, die kollektiven Fähigkeiten und die Unterschiedlichkeit der einzelnen Persönlichkeiten zu nutzen, wird sich das auf die Betreuungsqualität positiv auswirken. Aber das „ideale Team" gibt es nicht. Teamarbeit bedeutet immer auch ein ständiges Bemühen, ein gemeinsames Ziel nicht nur zu definieren, sondern auch im Interesse dieses gemeinsamen Zieles persönliche Ziele unterzuordnen.

8.3 Voraussetzungen für eine gelingende Zusammenarbeit

- Definition eines gemeinsamen Zieles
- eine grundsätzlich wertschätzende Haltung anderen Menschen gegenüber
- Entscheidungen über pflegerische Maßnahmen werden gemeinsam getroffen
- Therapie- und Pflegeentscheidungen dürfen diskutiert werden
- es wird nicht als unerlaubte Einmischung empfunden, wenn eine Handlungsweise hinterfragt wird
- klares Verständnis der eigenen Rolle, auch der eigenen Grenzen
- Schnittstellen werden miteinander geklärt, Kompetenzabgrenzungen, aber auch Überschneidungen gehören dazu
- das gemeinsame Aushalten von unlösbaren Situationen ohne die Notwendigkeit, dafür einen Verantwortlichen finden zu müssen
- keine Angst vor Konflikten

8.4 Konflikte

Die enge Zusammenarbeit verschiedener Professionen kann an sich schon eine ständige Quelle von Missverständnissen und Konflikten sein, weil die unterschiedlichen Professionen ihre eigenen Berufskulturen mit unterschiedlichen Werthaltungen und Arbeitsstilen mit sich bringen. (Reimann 2006, S. 9f.) Auch die gewohnte Kultur der Konfliktlösung variiert stark je nach Berufskultur. Konflikte werden als bedrohlich erlebt, wenn Reibungsverluste in vorher funktionierenden Arbeitsabläufen auftreten, wenn Gereiztheit und eine negative Atmosphäre spürbar sind (auch für PatientInnen und Angehörige) oder auch, wenn Gefühlsausbrüche aufgrund interner Streitigkeiten „passieren". Aber Konflikte sind eine exzellente Chance zu lernen, zu reifen und sich als Team weiterzuentwickeln. Wesentlich ist dabei jedoch die Art, wie ein Team mit Konflikten umgeht.

Praxisbeispiel: *Nach der Übergabe des Nachtdienstes geht Schwester Monika ins Zimmer einer Patientin um bei ihr die Mundpflege durchzuführen. Im Zimmer stellt sie fest, dass das Mundpflege-Set unvollständig ist. Es fehlen Mundpflegestäbchen und auch der Behälter für das Mandelöl, das die Patientin für die Mundpflege bevorzugt, ist fast leer. Verärgert geht Monika ins Dienstzimmer und trifft dort auf ihre Kollegin Maria, die gerade ihren Nachtdienst beendet. Wütend sagt Monika zu ihr: „Immer, wenn du Nachtdienst hast, muss ich in der Früh zuerst alles auffüllen, du könntest deinen Job wirklich ordentlicher machen!“ Gekränkt und verärgert geht Maria nach dem Nachtdienst nach Hause.*

Überlegung: *Wäre es für Monika möglich gewesen, Maria in einer ruhigen Minute (nicht nach einem anstrengenden Nachtdienst) zu erklären, dass es zusätzliche Arbeit für sie bedeutet, wenn nicht alle erforderlichen Dinge zur Mundpflege bereitstehen, wäre es bei Maria vermutlich weniger kränkend angekommen. Vielleicht hätten beide, Monika und Maria gemeinsam überlegen können, wie sichergestellt werden könnte, dass die nötigen Materialen stets zur Verfügung stehen.*

Vielleicht würde dabei aber auch deutlich, dass es für den Nachtdienst erschwerend ist, die Mundpflege-Sets während der Nacht zu erneuern und dass es besser wäre, wenn dies tagsüber erledigt wird.

Von zentraler Bedeutung dafür, wie gut ein Team Konflikte und Krisen bewältigen kann, sind das bestehende Maß an Zusammenarbeit und welche Bedeutung Konflikte und Krisen innerhalb des Teams haben. Gerade in Palliative Care-Teams herrscht häufig eine „Harmonie-Ideologie“. Konflikte sind jedoch unvermeidbar und Alltag in allen Teams. Jedes Team und alle Mitglieder eines Teams verfügen über erlernte Strategien zur Konfliktbewältigung.

Eine hilfreiche Grundhaltung in Konflikten ist die Erkenntnis: „Ich kann den anderen nicht ändern. Aber ich kann meine Haltung zu ihm ändern.“ Damit verändert sich nicht nur die persönliche Einstellung zum Konflikt, sondern auch die Haltung den KollegInnen gegenüber. Ein weiterer Schritt zur Bewältigung eines Konfliktes kann die Unterscheidung sein, ob es sich dabei um einen Sachkonflikt, einen Rollenkonflikt oder einen Beziehungskonflikt handelt. Oft werden Rollenkonflikte jedoch als Beziehungskonflikte ausgetragen. Rollenkonflikte werden leicht sehr emotional besetzt und damit wird eine sachliche Lösung beträchtlich erschwert.

Wir neigen dazu, das Verhalten einzelner Personen als Ursache hierarchisch bedingter Konflikte zu sehen, weil die zugrundeliegenden Strukturen und die unterschiedlichen Weltbilder sehr viel schwerer sichtbar gemacht werden können. Durch die verschiedenen Rollen und Aufgaben sind Konflikte bereits strukturell angelegt. So ist etwa die Heimleiterin eines Pflegeheimes vor allem für die wirtschaftlichen Aspekte verantwortlich, während die Pflegedienstleitung eine entsprechende Pflegequalität zu gewährleisten hat. Damit ist leicht nachvollziehbar, dass es zwischen diesen beiden Aufgaben und Rollen zu Konflikten kommen kann. Pflegende arbeiten oft in einem Spannungsfeld zwischen Selbstbestimmung und Autonomie der PatientInnen und ihrer Fürsorgepflicht. Sie geraten damit oft auch in einen Loyalitätskonflikt zwischen Medizin und PatientIn.

Praxisbeispiel: *Frau Müller lebt aufgrund ihrer fortgeschrittenen Demenz im Pflegeheim. Ihr Hausarzt verordnet ihr aufgrund eines pulmonalen Infektes Antibiotika. Die Tabletten sind groß und sie schmecken bitter, Frau Müller lehnt die Einnahme strikt ab, sie spuckt sie aus und trotz aller Bemühungen gelingt es nicht, eine regelmäßige Einnahme des Antibiotikums zu gewährleisten. Pfleger Martin reagiert verärgert: „Die Ärzte machen es sich leicht, die haben ja keine Ahnung, welche Schwierigkeiten wir mit der Verabreichung der Tabletten haben."*

Überlegung: In einer wertschätzenden Grundhaltung dem Hausarzt gegenüber hätte Martin ein Pauschalurteil vermieden. Er hätte dem Hausarzt von den Schwierigkeiten bei der Verabreichung des Antibiotikums berichtet und möglicherweise wäre es gelungen, gemeinsam eine alternative Lösung des Problems zu finden.

8.5 Stolpersteine in der Zusammenarbeit verschiedener Professionen

- Unklarheit der eigenen Rolle
- Missachtung der eigenen Grenzen
- asymmetrische Kommunikationsebenen
- Kommunikation „bei Bedarf"
- mangelnde Reflexion, Fehler ignorieren
- Pauschalisierungen
- Konflikte auf persönliche Ebene verlagern
- unausgesprochener Ärger

Es ist eine Frage der äußeren Rahmenbedingungen, aber vor allem eine Frage der Grundhaltung, der Sprache und der Kultur der einzelnen Professionen und auch jedes Einzelnen, die zu einer gelingenden Zusammenarbeit der verschiedenen Berufsgruppen beitragen. Letztlich trägt jeder, jede Einzelne zu einem angenehmen Klima innerhalb eines Teams bei.

Den Bedürfnissen der schwer kranken PatientInnen kann eine einzelne Berufsgruppe nicht entsprechen, wir brauchen uns gegenseitig, weil jede Profession nur einen Ausschnitt der Wirklichkeit sehen kann und weil Betroffenenorientierung eine Zusammenschau der unterschiedlichen Blickwinkel voraussetzt. Die Orchestrierung des Lebensendes ist, wie Loewy schreibt, „... eine multidisziplinäre Aufgabe. Die Akteure eines Orchesters sind keine Solisten, sie müssen nicht nur ihre Instrumente gut spielen können, sondern auch das Zusammenspiel gut beherrschen."

Dabei darf nicht ein Einzelner versuchen, die Hauptrolle an sich zu reißen. Patienten schreiben die „Symphonie ihres Lebens(endes) [...]. Der Dirigent oder die Dirigentinnen sind oft (aber nicht unbedingt) Ärzte. ... In unserem Fall bedeutet das, dass die verschiedenen Ärzte [...] Krankenschwestern, Sozialarbeiter, Psychologen, Therapeuten, Geistliche usw., einander vertrauen können und voreinander Respekt haben müssen und fähig sein sollten, voneinander zu lernen. (Loewy 2000)

Reflexionsfragen:

- Was sind Ihre Stärken in der Kommunikation mit PatientInnen?
- Welche Erfahrungen haben Sie mit Teamarbeit und in der Zusammenarbeit der verschiedenen Professionen?
- Wie gehen Sie mit Konflikten innerhalb des Teams um?

9 Grundpflege bei PalliativpatientInnen

Schwer kranke und terminal kranke Menschen haben meist eine sehr begrenzte Energie und bereits kleine pflegerische Handlungen bringen sie an den Rand der Erschöpfung. Im Laufe des Tages gibt es unterschiedliche Phasen, in denen sich die PatientInnen mehr oder weniger schwach fühlen. Für die Pflege gilt es, sich an den

Bedürfnissen der kranken Menschen zu orientieren und sie nicht durch pflegerische Maßnahmen zusätzlich zu belasten. Das bedeutet auch, dass eine Ganzkörperwäsche für diese PatientInnen oft viel zu anstrengend ist.

Es ist zu empfehlen, die Grundpflege in mehreren Etappen über den Tag zu verteilen. So können vielleicht Mundpflege und das Waschen von Gesicht und Hände nach dem Aufwachen durchgeführt werden, die Intimpflege dann erst später, beim nächsten Lagewechsel. Wenn wir unsere Pflege an den Bedürfnissen der PatientInnen orientieren, ist es wesentlich, darauf zu achten, dass die Pflege nicht zu einer zusätzlichen Belastung für die kranken Menschen wird. Lehnt eine Patientin, ein Patient pflegerische Maßnahmen ab, ist das in jedem Fall zu respektieren. Vielleicht ist er/sie später dazu in der Lage und die Pflege kann durchgeführt werden, ohne dass der Patient, die Patientin für den Rest des Tages erschöpft ist.

Praxisbeispiel: *Claudia ist eine 34-jährige Patientin mit einem ausgedehnten Magenkarzinom. Seit etwa zwei Wochen ist sie bettlägerig und fühlt sich sehr schwach. Selbst die Besuche ihres Mannes und des dreijährigen Sohnes empfindet sie als zu anstrengend. Claudia sagt: „Nach dem Zähneputzen bin ich für den Rest des Tages erschöpft".*

Auf Claudias Bitte hin verschiebt Schwester Anna die Körperpflege auf den späten Vormittag. Die Ganzkörperwäsche ist für Claudia sehr anstrengend und als ihre Familie zu Mittag zu Besuch kommt, bittet Claudia sie, wieder zu gehen. Sie ist zu erschöpft für den Besuch. Im Wissen, wie wichtig diese Besuche für Claudia sind, bietet Schwester Anna an, in den nächsten Tagen die Körperpflege vormittags auf ein Minimum zu reduzieren und Teilwäschen über den Tag zu verteilen, damit Claudia die begrenzte Zeit mit ihren Angehörigen genießen kann.

Reflexionsfragen:

- Welche Erfahrungen haben Sie in der Grundpflege schwer kranker und terminal kranker PatientInnen?
- Wie könnte die Grundpflege bei sehr geschwächten PatientInnen möglichst schonend durchgeführt werden?

10 Symptomlinderung in der Palliativpflege

Die Kontrolle oder die Linderung belastender Symptome hat in der Palliativbetreuung oberste Priorität. Denn wenn wir die Erhaltung einer möglichst guten Lebensqualität als Ziel der Betreuung definieren, ist es entscheidend, dass belastende Symptome so weit wie möglich behandelt oder gelindert werden. Wenn zur Heilung der Grunderkrankung keine medizinischen und pflegerischen Maßnahmen erfolgversprechend sind, müssen doch die Symptome der Erkrankung, die den Patienten, die Patientin quälen, umfassend behandelt werden.

10.1 Symptomlinderung bei Atemnot

Atemnot ist das (subjektive) Gefühl, „nicht genug Luft zu bekommen" und die Atemtätigkeit steigern zu müssen und ist meist Ausdruck einer respiratorischen Insuffizienz unterschiedlicher Ursache und meist mit sichtbar verstärkter Atemarbeit (z. B. Tachypnoe, ***Auxiliaratmung***) einhergeht.

> **Auxiliaratmung** (auch auxiliäre Atmung genannt) ist die Atmung bei starker Atemnot unter Zuhilfenahme der Atemhilfsmuskulatur.

Atembeschwerden und Atemnot gehören zu jenen Symptomen, die fast immer als bedrohlich erlebt werden. Nicht nur die PatientInnen selbst, sondern auch die Angehörigen und manchmal auch professionelle BetreuerInnen erleben Atemnot als ein äußerst belastendes Symptom.

Zu den Ursachen von Atemnot gehören neben den verschiedenen Lungenerkrankungen wie Asthma, COPD, Fibrose oder auch Linksherzinsuffizienz. Mehrere verschiedene Tumorerkrankungen, Metastasen im Bereich der Lunge, Pneumonien und Lungenembolien können ausgeprägte Atembeschwerden verursachen. Bei TumorpatientInnen finden wir als häufige Ursachen Pleuraergüsse (Flüssigkeitsansammlung im Rippenfellspalt), eine Verengung großer Atemwege, eine Entzündung der Lymphbahnen, eine Flüssigkeitsansammlung in der Bauchhöhle (Aszites) sowie eine Kachexie (hochgradige Abmagerung) als Ursache für Atembeschwerden.

Atemnot kann aber auch als Folge von Behandlungen auftreten, zum Beispiel nach der operativen Entfernung eines Lungenflügels sowie nach Strahlen- und Chemotherapie. Auch psychosoziale Auslöser bzw. Verstärker von Atemnot müssen berücksichtigt werden. So können Panik, Angst, Anspannung und Einsamkeit Atembeschwerden auslösen oder eine bestehende Atemnot wesentlich verstärken.

Aussagen von PatientInnen mit Atemnot:

- „Es fühlt sich an wie der Beginn des Erstickens."
- „Ich fühle mich, als wäre dies mein letzter Atemzug."
- „Ich habe Todesangst."

Bei diesen Aussagen wird deutlich, wie sehr Atemnot mit großer Angst verbunden ist. Deshalb ist es ganz wichtig, dass die PatientInnen in dieser Situation nicht alleine gelassen werden und dass Pflegende durch ruhige Präsenz unterstützend wirken. Leidet ein Patient, eine Patientin unter Atemnot, kann das beim Bettnachbarn ebenfalls Atemnot auslösen. Erschwerte Atmung kann gleichsam „ansteckend" sein, denn der Atemrhythmus kann sich rasch auf andere Menschen übertragen. Deshalb gilt es für Pflegende in der Betreuung von PatientInnen mit Atemnot als oberstes Gebot, den eigenen, ruhigen Atemrhythmus beizubehalten.

Pflegerische Interventionen bei Atemnot:

- PatientIn nicht alleine lassen!
- Wichtig, dass BetreuerInnen bei ihrem eigenen Atemrhythmus bleiben
- Fenster öffnen
- Vermittlung von Ruhe und Sicherheit
- für Entspannung sorgen (evtl. Fußmassage)
- Nähe und Distanz beachten, Sichtweg freihalten
- Kühlung des Gesichtes
- bei spastischer Atmung zur ***Lippenbremse*** anleiten
- Lagerung Oberkörper hoch (Rutschbremse), Arme unterstützen
- Luftbefeuchtung
- Ventilatoren stimulieren die Rezeptoren in der Wange und im Nasopharynx (N. trigeminus) und lindern dadurch die Atemnot (Enck 1994)
- ätherische Öle, Minze, Zitrone, Zedernöl, Cajeput → Vorsicht bei Spastik!
- Regelmäßige Mund- und Lippenpflege
- Atemstimulierende Einreibung

> Die **Lippenbremse** ist eine Atemtechnik, die bei spastischer Atmung angewendet werden kann. Das Einatmen erfolgt über die Nase, ausgeatmet wird gegen den Widerstand der zusammengepressten Lippen. Durch diese Atemtechnik wird der Atemstrom abgebremst und es entsteht in den zentralen Bronchien ein etwas höherer Druck, der diese zur Ausatmung besser offen hält. Da dies in einem Notfall schwer zu erklären ist, macht man es den PatientInnen am besten vor.

***Übung:** Führen Sie die Atemstimulierende Einreibung bei einer Kollegin, einem Kollegen durch und tauschen Sie sich darüber aus, was als angenehm oder weniger angenehm empfunden wurde.*

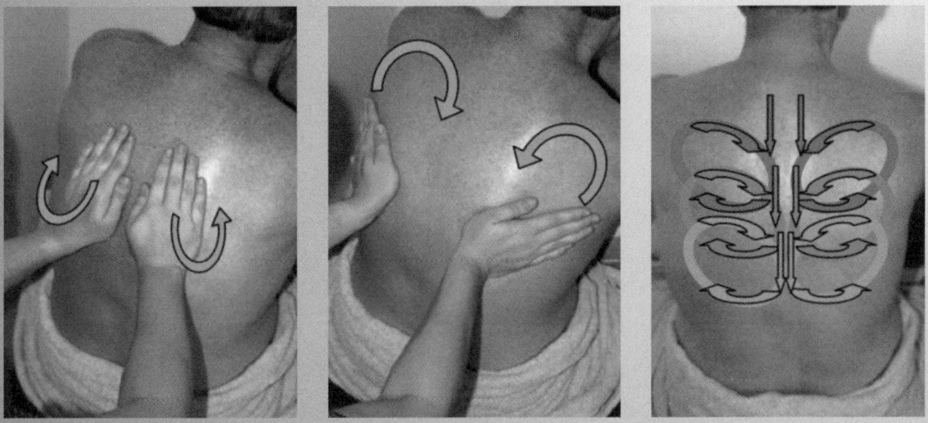

Abb. 4 a–c: Atemstimulierende Einreibung (Kopke 2010, S. 78)

Die Atemstimulierende Einreibung wird ohne (!) Handschuhe durchgeführt und es soll auch kein Schmuck (Ringe, Uhr) an den Händen sein. Mit einer unparfümierten Lotion werden die Hände mit kreisenden Bewegungen in Richtung Steiß geführt. Wichtig ist dabei, dass stets zumindest eine Hand im Kontakt mit dem Patienten, der Patientin bleibt. Die kreisenden Bewegungen werden atemsynchron durchgeführt – nach dem Atemrhythmus des Einreibenden, nicht dem des Patienten, der Patientin.[1]

Da es wichtig ist, dass Pflegende bei ihrem Atemrhythmus bleiben, ist es hilfreich, noch vor dem Eintritt ins Zimmer auf eine eigene, ruhige Atmung zu achten. Ruhig bleiben, eine ruhige Stimme und kurze Sätze sind in der Betreuung von Menschen mit Atemnot wesentlich. Bei allen pflegerischen Tätigkeiten ist es wichtig, darauf zu achten, dass der Sichtweg für den Patienten, die Patientin frei bleibt. Pflegende sollten sich also nicht von vorne über die PatientInnen beugen. Pflegerische Maßnahmen wie Körperpflege können für Menschen mit Atembeschwerden rasch zu Überforderung führen. Daher ist es sinnvoll, die Pflege nach den Wünschen des Patienten, der Patientin über den Tag zu verteilen.

1 Näheres zu ASE siehe: Bienstein et al. 1991 oder in Schürenberg 1993.

__Praxisbeispiel:__ Es geht um eine Situation, die sich in einem Pflegeheim zuträgt. Die Pflegenden Maria und Sonja sprechen während der Mittagspause über Frau Herbst, die aufgrund ihrer COPD immer wieder unter starker Atemnot leidet.

Sr. Maria: Ich kann es bald nicht mehr ertragen. Ständig läutet sie wegen Kleinigkeiten. So schlecht geht es ihr doch gar nicht. Sie stöhnt die ganze Zeit und anstatt froh darüber zu sein, dass wir ihr helfen, ist sie andauernd unfreundlich zu mir.

Sr. Sonja: Ja, das habe ich auch so erlebt. Gerade heute Morgen wollte sie sogar einen Toilettstuhl haben anstatt auf die Toilette hinaus zu gehen. Sie ist zu faul zum Aufstehen! Sie muss sich eben damit abfinden, dass sie diese Krankheit hat und es nicht mehr lange geht. So schlimm kann es ja auch wieder nicht sein. Wenn alle Bewohner sich so verhalten würden, wo würden wir denn da hinkommen?

Sr. Maria: Genau. Ich finde, irgendwann ist es auch mal gut. Ich glaube es einfach nicht, dass Frau Herbst immer so starke Atemnot hat, wie sie dauernd angibt. Sie ist einfach bequem und hat oft keine Lust das Bett zu verlassen und sich etwas zu bewegen und sich selbst abzulenken um auf andere Gedanken zu kommen.

Sr. Sonja: Das kann wohl sein. Gestern hat sie Besuch gehabt und da war keine Spur von Atemnot, also kann das doch gar nicht so schlimm sein. Aber dann, nachdem der Besuch gegangen ist, hat sie gleich wieder wegen Atemnot geläutet.

Sr. Maria: Ich weiß auch nicht, wie sie sich das Ganze so vorstellt, sie weiß wohl gar nicht, was sie will. Andere stellen sich doch auch nicht so an und nehmen das, was wir ihnen geben, und sind damit zufrieden.

Sr. Sonja: Das glaube ich auch. Als ich zu ihr ins Zimmer kam, hat sie nicht einmal „Guten Morgen“ gesagt und die ganze Zeit an die Decke geschaut. Wenn sie mal aufhören würde, so depressiv zu sein, dann wäre das mit der Atemnot auch nur halb so schlimm.

Sie kommen als Kollegin/als Kollege zu diesem Gespräch dazu. Wie würden Sie reagieren, was würden Sie vorschlagen?

Atemnot ist ein subjektives Symptom, welches schwierig zu messen ist. Es gibt keine objektiven Kriterien, die mit Dyspnoemessungen verglichen werden können. Bei Atemnot gilt jedoch ähnliches wie bei Schmerz: Wenn der Patient, die Patientin sagt, er/sie empfinde Atemnot, dann ist das nicht anzuzweifeln.

Reflexionsfragen:

- Was löst die Atemnot eines Patienten, einer Patientin bei Ihnen aus?
- Um die Wahrnehmung angestrengter Atmung nachvollziehen zu können, versuchen Sie durch einen dünnen Trinkhalm zu atmen. Beobachten Sie, worauf Sie sich dabei konzentrieren – auf das Einatmen oder auf das Ausatmen?

10.2 *Terminale Rasselatmung*

Bei sterbenden Menschen ist häufig eine geräuschvolle Atmung, die sogenannte terminale Rasselatmung zu beobachten. Sie entsteht, wenn das Bewusstsein bereits so weit eingetrübt ist, dass der Husten- und Schluckreflex nicht mehr vorhanden ist und sich dadurch Sekret im Pharynx und in den Bronchialästen ansammeln kann. Für die PatientInnen selbst scheint diese Rasselatmung nicht belastend zu sein. Dafür spricht der entspannte Gesichtsausdruck, aber Angehörige interpretieren diese geräuschvolle Atmung oft als Atemnot. Deshalb ist es wichtig, dass Pflegende immer wieder darauf hinweisen, dass dieses geräuschvolle Atmen den Patienten, die Patientin offenbar nicht stört.

Pflegerische Interventionen bei terminaler Rasselatmung

Neben der Verabreichung sekrethemmender Medikamente hilft meist schon ein Lagewechsel und oft reduziert bereits eine leichte Seitenlagerung das Atemgeräusch. Eine besondere Aufgabe der Pflegenden ist die Beruhigung der Angehörigen. Der wiederholte Hinweis auf den entspannten Gesichtsausdruck des Patienten, der Patientin kann für Angehörige entlastend sein. Luftbefeuchtung und eine intensive Mundpflege (siehe Kapitel über Mundpflege) sind ebenfalls hilfreich.

Absaugen sollte vermieden werden, denn es stellt einen enormen Stress, auch für komatöse Patienten dar! Hinzu kommt, dass durch Absaugen ein Reiz gesetzt wird, der eine vermehrte Sekretbildung zur Folge hat.

10.3 *Schmerz*

Zu den am meisten gefürchteten Symptomen gehören auch starke Schmerzen. Aus biologischer Sicht ist Schmerz eine nützliche, weil lebenserhaltende Reaktion auf alle schädlichen Reize, die entweder von außen einwirken (z. B. in Folge von Hitze, Druck oder Gewebeverletzungen) oder im Inneren des Organismus entstehen (z. B. durch mangelnde Durchblutung, Entzündungen oder Tumore). Der Schmerz ist zunächst also eine Warnfunktion, eine schützende Funktion des Körpers, er zeigt an, dass eine Funktion des Körpers gestört ist.

Wenn die Ursache des Schmerzes bekannt ist, jedoch eine ursächliche Behebung des Schmerzes nicht möglich ist und der Schmerz chronisch wird, verliert er seine Warnfunktion und er stellt damit ausschließlich eine große Belastung für die PatientInnen dar. Studien zum Thema Schmerz und Alter brachten folgende alarmierende Ergebnisse zu Tage: 45 bis 80% der BewohnerInnen von Altersheimen leiden an starken Schmerzen. (Bernatzky et al. 2005, S. 167ff. und AGS Panel 2002) Die Ursache der Tatsache, dass die Mehrheit der SchmerzpatientInnen in den Pflegeheimen schmerztherapeutisch dramatisch unterversorgt ist, liegt im Wesentlichen im mangelnden Bewusstsein für Schmerzen aufseiten der Pflegenden. Sie nehmen die chronischen Schmerzen ihrer BewohnerInnen schlicht nicht wahr. Ein weiterer Grund für die mangelnde Schmerzlinderung bei den alten, hochaltrigen und oft auch dementen BewohnerInnen ist die geringe ärztliche Präsenz in den Pflegeheimen.

Der Begriff **Ulcus cruris** bezeichnet einen Gewebedefekt im Bereich des Unterschenkels. Es handelt sich dabei um eine offene, meistens nässende Wunde, die über lange Zeit nicht abheilt.

Praxisbeispiel: *Frau Schneider ist 63 Jahre alt und lebt seit fast zwei Jahren im Pflegeheim. Sie leidet an Diabetes,* ***Ulcus cruris****, Parkinson und als Folge einer schweren Enzephalitis im Kleinkindalter wurde bei ihr eine Intelligenzminderung diagnostiziert.*

Schon seit ihrer Aufnahme ins Pflegeheim klagt Frau Schneider stets im Abstand von zwei bis drei Tagen über starke Bauchschmerzen. Für die Pflegenden ist das „normal" und sie schenken den Klagen der Patientin keine besondere Aufmerksamkeit, vielmehr unterstellen sie Frau Schneider, dass sie nur über Schmerzen klage, weil sie Zuwendung haben möchte. Auch der behandelnde Hausarzt ist der Ansicht, dass die Schmerzäußerungen der Patientin nicht ernst zu nehmen sind. Eine Abklärung der Bauchschmerzen und eine genauere Untersuchung unterbleibt. Eine Überprüfung der Medikation ergibt, dass Frau Schneider seit über einem Jahr (!) täglich zwei Tabletten ***Enterobene®*** *2 mg bekommt. Die Folge davon ist eine massive Obstipation und dagegen verabreichen die Pflegenden der Patientin alle zwei bis drei Tage Einläufe. Auf die Einläufe reagiert Frau Schneider mit massiven Bauchschmerzen.*

Enterobene Tabletten enthalten den Wirkstoff Loperamid, der gegen Durchfall eingesetzt wird. Loperamid unterdrückt die Darmtätigkeit und es ist daher zur symptomatischen Behandlung akuter und chronischer Durchfälle geeignet, sollte aber nur kurzzeitig eingenommen werden. Bei Eintreten einer Obstipation ist die Behandlung mit Enterobene abzubrechen.

Wie denken Sie über die Handlungsweise der Pflegenden?

Schmerztherapie ist ein fundamentales Menschenrecht, konstatiert die Deutsche Gesellschaft zum Studium des Schmerzes (2002). Dies muss auch, vielleicht sogar in besonderer Weise, für alte und/oder demente Menschen gelten, die ihre Schmerzen oft nicht entsprechend mitteilen können. In höherem Alter werden Schmerzen häufig als „normal" und zum Altern dazugehörend gewertet. Deshalb ist eine sorgfältige Schmerzeinschätzung durch die Pflegenden in Alten- und Pflegeheimen von besonderer Bedeutung (siehe auch unter Schmerz-Assessment).

10.3.1 Schmerzformen

Für eine wirksame Behandlung der Schmerzen ist es wesentlich, zu unterscheiden, um welche Schmerzform es sich handelt. Es gibt einerseits den akuten Schmerz, andererseits den chronischen Schmerz. Die Warn- und Schutzfunktion des akuten Schmerzes dient letztlich der Erhaltung der körperlichen Unversehrtheit bzw. der Funktionsfähigkeit des Organismus.

Der chronische Schmerz hat diese Schutzfunktion nur mehr bedingt. Chronischer Schmerz ist ein länger andauernder Schmerz, wobei der genaue Zeitrahmen unterschiedlich definiert wurde, typischerweise drei bis zwölf Monate. Schmerzen gelten generell als chronisch, wenn sie ihre Warnfunktion verloren haben und einen selbstständigen Krankheitswert erlangen. (Baron et al. 2007)

Tab. 3: Schmerztypen

Schmerztyp	Ursache	Schmerzart	Lokalisation	Besonderheit
nozeptiv	Knochen, Weichteile	dumpf, drückend, pochend, bohrend	gut lokalisierbar	Dauerschmerz, oft bewegungsabhängiger Schmerz,
nozizeptiv	Eingeweide	dumpf, krampfartig, oft kolikartig	schlecht lokalisierbar	Head-Zonen, ***Dermatome***
nozeptiv	Ischämie	hell, pochend	Extremität, aber auch viszeral möglich	belastungsabhängig, oft abhängig von Nahrungsaufnahme
neurogen	Schädigung/ Irritation des Nervensystems	einschießend, elektrisierend, brennend, heiß	im Versorgungsgebiet der betroffenen Nerven	oft nur schwer zu behandeln

Als Headsche Zone, (benannt nach dem englischen Neurologen Sir Hery Head) oder **Dermatom**, wird ein Hautareal definiert, dem bestimmte innere Organe zugeordnet sind. Der Schmerz wird, je nach Entstehungsort, gleichsam auf ein bestimmtes Hautareal übertragen.

Über längere Zeit andauernde Schmerzen können sich zu einer chronischen Schmerzkrankheit entwickeln. Das hat weitreichende Folgen für die betroffenen PatientInnen, sie sind nicht nur körperlich sehr beeinträchtigt, chronischer Schmerz ist immer auch mit psychosozialen Veränderungen und Belastungen verbunden. Chronische Schmerzen haben, anders als akute Schmerzen, selten nur eine auslösende Ursache, es sind fast immer mehrere Faktoren, die zusammenwirken. Deshalb ist die ausschließliche Behandlung mit Analgetika für chronische Schmerzen meist nicht ausreichend.

10.3.2 Schmerz-Assessment und Dokumentation

> Der Begriff **Assessment** bezeichnet die systematische Vorgehensweise zur Erhebung, Analyse und anschließenden Auswertung von Daten zu einem bestimmten Untersuchungsbereich bzw. zu einem Symptom wie etwa Schmerz.

Zu den Aufgaben der Pflegenden in der Schmerztherapie gehören neben dem Verabreichen der Medikamente nach ärztlicher Verordnung, auch die Verlaufskontrolle und die regelmäßige Einschätzung, das ***Assessment*** der Schmerzen. Im Allgemeinen wird unter Schmerzassessment der routinemäßige Einsatz von Schmerzfragebögen oder Skalen verstanden.

Warum sollen Schmerzen eingeschätzt und dokumentiert werden? Eine Hauptregel lautet: Alles, was nicht dokumentiert ist, existiert nicht und kann später auch nicht mehr nachvollzogen werden. Ohne kontinuierliche Schmerzdokumentation können keine Entscheidungen über die Schmerztherapie getroffen werden. Ergebnisse von von Müller-Mundt durchgeführten ExpertInneninterviews belegen, dass die kontinuierliche und detaillierte Schmerzdokumentation in der Pflegepraxis häufig unterbleibt. (Müller-Mundt 2005) Für eine wirksame Schmerztherapie ist es jedoch unerlässlich, die Qualität und die Intensität von Schmerzen so gut wie möglich einzuschätzen.

Das Erleben von Schmerz beeinflussen sowohl somatische als auch psychologische und soziale Faktoren. Aufgrund dieser Fülle der beitragenden Faktoren gestalten sich die Diagnostik, die Klassifikation und letztlich auch die Dokumentation in der Schmerzbehandlung besonders facettenreich und schwierig. Der Nachweis kann nur durch eine standardisierte Vorgehensweise und die Dokumentation von beschreibenden Charakteristika, von diagnostischen Maßnahmen, darauf bezogenen therapeutischen Strategien und der differenziellen Beurteilung der Behandlungseffektivität gelingen. Viele unterschiedliche Verfahren wurden entwickelt, die zum Teil gut validiert sind und andere, die sich an der klinischen Praxis orientieren, ohne überprüft worden zu sein. Skalen wurden übersetzt oder nachgebildet.

Die „standardisierten Schmerzfragebögen“ gehen im Wesentlichen auf die Vorarbeiten des Arbeitskreises der „Deutschen Gesellschaft zum Studium des Schmerzes“ (DGSS) zur „Qualitätssicherung in der Therapie chronischer Schmerzen“ zurück. Dieser Arbeitskreis hat seit Mitte der 1980er-Jahre an der Sichtung, Auswertung und Empfehlung von Klassifikationen und multidimensionalen psychologischen Testverfahren gearbeitet. Für jede Einrichtung besteht grundsätzlich die Möglichkeit, die Schmerzdokumentation frei zu gestalten.

Schmerzfragebögen werden überwiegend zur Eingangsdiagnostik und gelegentlich, in größeren Abständen (z. B. halbjährlich), zur Beurteilung des Verlaufes eingesetzt. Sie enthalten eine Zusammenstellung aus spezifischen schmerzbezogenen Fragen, unterschiedlichen Messinstrumenten und Fragen nach dem sozialen Umfeld.

Abkürzung für **Visuelle Analogskala** (VAS) und für **Numerische Ratingskala** (NRS).

Schmerztagebücher hingegen sind ganz unterschiedlich aufgebaut. Sie enthalten immer ein Instrument zur Erfassung der Schmerzintensität (***VAS*** oder ***NRS***). Die PatientInnen führen sie über einen gewissen Zeitraum, damit während einer Phase der Diagnostik oder Therapieerprobung ein Einblick in die Problematik geboten und im Verlauf die therapeutischen Effekte beurteilt werden können. Sie enthalten meist eine Möglichkeit, die Schmerzintensität über mehrere Tage oder Wochen zu dokumentieren. Häufig wird die vegetative Symptomatik und die Medikamenten-Anamnese miterfasst.

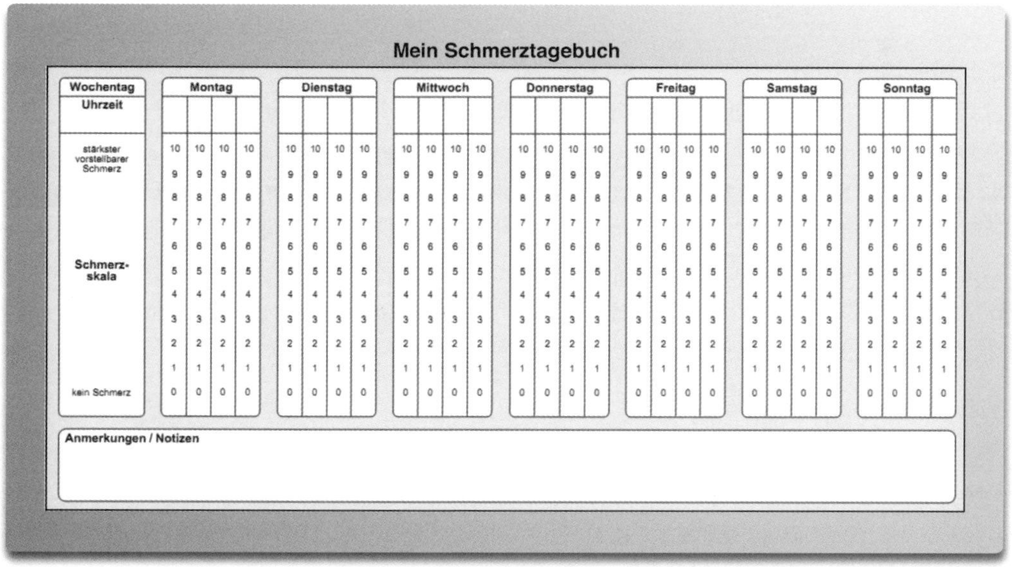
Mein Schmerztagebuch

Wochentag	Montag				Dienstag				Mittwoch				Donnerstag				Freitag				Samstag				Sonntag			
Uhrzeit																												
stärkster vorstellbarer Schmerz	10	10	10	10	10	10	10	10	10	10	10	10	10	10	10	10	10	10	10	10	10	10	10	10	10	10	10	10
	9	9	9	9	9	9	9	9	9	9	9	9	9	9	9	9	9	9	9	9	9	9	9	9	9	9	9	9
	8	8	8	8	8	8	8	8	8	8	8	8	8	8	8	8	8	8	8	8	8	8	8	8	8	8	8	8
	7	7	7	7	7	7	7	7	7	7	7	7	7	7	7	7	7	7	7	7	7	7	7	7	7	7	7	7
	6	6	6	6	6	6	6	6	6	6	6	6	6	6	6	6	6	6	6	6	6	6	6	6	6	6	6	6
Schmerz-skala	5	5	5	5	5	5	5	5	5	5	5	5	5	5	5	5	5	5	5	5	5	5	5	5	5	5	5	5
	4	4	4	4	4	4	4	4	4	4	4	4	4	4	4	4	4	4	4	4	4	4	4	4	4	4	4	4
	3	3	3	3	3	3	3	3	3	3	3	3	3	3	3	3	3	3	3	3	3	3	3	3	3	3	3	3
	2	2	2	2	2	2	2	2	2	2	2	2	2	2	2	2	2	2	2	2	2	2	2	2	2	2	2	2
	1	1	1	1	1	1	1	1	1	1	1	1	1	1	1	1	1	1	1	1	1	1	1	1	1	1	1	1
kein Schmerz	0	0	0	0	0	0	0	0	0	0	0	0	0	0	0	0	0	0	0	0	0	0	0	0	0	0	0	0

Anmerkungen / Notizen

Abb.5: Mein Schmerztagebuch (http://patientenwieich.de/c/pview/pid/2096)

Als Minimalempfehlung für die praxisspezifische Zusammenstellung einer Schmerzdokumentation werden von einer Arbeitsgruppe der Deutschen Gesellschaft zum Studium des Schmerzes folgende Basisvariablen empfohlen:

- Schmerzintensität
- Dauer der Schmerzen
- Schmerzrelevante Medikamente
- Schmerztherapeutische Maßnahmen (einschließlich komplementärer Maßnahmen)

Je nach Schwerpunkt des Einsatzgebietes kommen folgende weitere Variablen hinzu:

- Schmerzlokalisation
- Schmerzqualität
- Ausmaß körperlicher Aktivität
- Beeinträchtigungserleben
- Stimmung durch den Schmerz
- wichtige Ereignisse
- positive Erfahrungen, Empfindungen
- Möglichkeit der Beeinflussung
- ***Copingstrategien***
- weitere Beschwerden, Begleitsymptome
- Erfolgserwartung bezüglich der Therapie

Begriffsklärung: Copingstrategie, Coping (von englisch: to cope with = „bewältigen", „überwinden") bezeichnet die Art des Umgangs mit einem als bedeutsam und schwierig empfundenen Lebensereignis oder einer Lebensphase.

Schmerzintensität

Nach Pioch haben eindimensionale Skalen zur subjektiven Einschätzung der Schmerzintensität ein fast unbegrenztes Einsatzgebiet, da sie leicht anzupassen sind. (Pioch 2005, S. 57) Sie werden sowohl in der Erstanamnese von SchmerzpatientInnen regelmäßig in Klinik und Praxis eingesetzt, als auch als Verlaufsinstrument in Schmerzprotokollen oder -Tagebüchern genutzt. Ratingskalen sind im Allgemeinen sehr effektive Instrumente mit einer raschen Anwendbarkeit, guter Sensitivität und befriedigendem Instruktionsverhältnis.

Visuelle Analogskala (VAS)

Auf einer ca. 10 cm langen Linie wird das momentane Schmerzempfinden angegeben. Die VAS bietet sich an, wenn die Erinnerungsfähigkeit des Patienten, der Patientin für vorangegangene Angaben, Krankheits- oder Therapiegewinn minimiert werden soll. Bei wiederholter Anwendung bezieht sich der Patient, die Patientin überwiegend auf seine/ihre momentane Einschätzung. (ebd.)

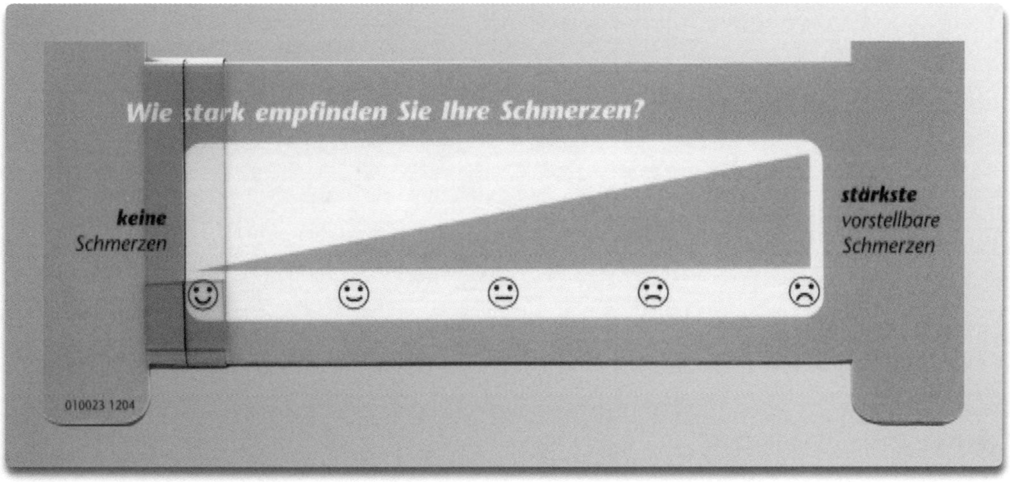

Abb. 6: Visuelle Analogskala

Numerische Ratingskala (NRS)

Auf einer Skala von 0–10 geben die PatientInnen ihr aktuelles Schmerzempfinden an. Dabei ist zu beachten, dass es manchen Menschen schwerfällt, ihre empfundenen Schmerzen in Zahlen auszudrücken. (Nagele, Feichtner 2005, S. 125) Die Handhabung ist an sich einfach, die NRS kann im einfachen PatientInnengespräch erfragt werden. Die PatientInnen haben damit auch eine Vergleichsmöglichkeit zu früheren Aussagen.

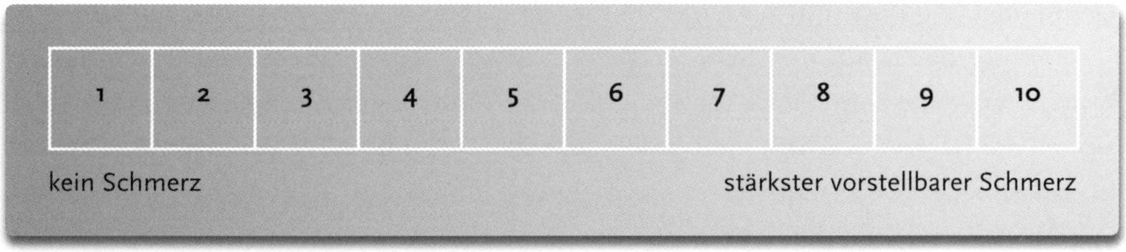

Abb.7: Numerische Ratingskala

Smiley-Analogskala

Diese bietet sich auch für Kinder ab 4 Jahren an. Sie umfasst in viel stärkerem Maße auch die Stimmungslage des Patienten/der Patientin und kann einfach in eine numerische Skala übersetzt werden. (Pioch 2005, S. 58)

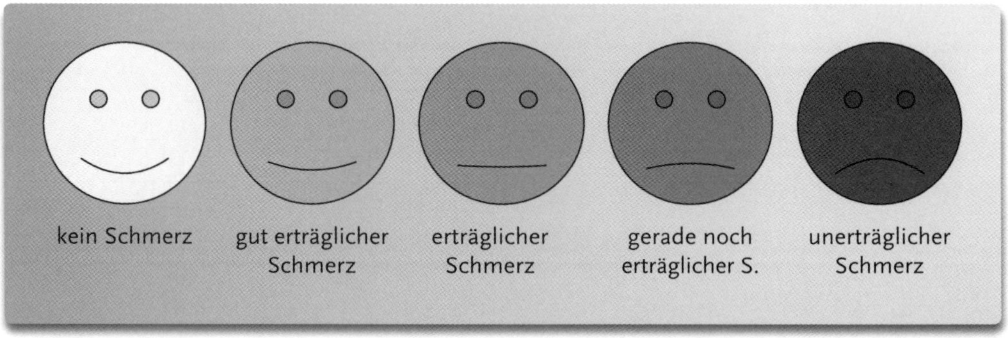

Abb. 8: Smiley-Analogskala

Verbale Rating Skala (VRS)

Die Verbale Rating Skala gibt die momentanen Schmerzen weniger differenziert wieder (ebd., S. 57f.). Es wird häufig eine 4-teilige Skala verwendet, weil schwer kranke Menschen mit einer 10-teiligen Skala oft überfordert sind.

- kein Schmerz
- gut erträglicher Schmerz
- gerade noch erträglicher Schmerz
- unerträglicher Schmerz

Schmerzzeichnung

Der Patient, die Patientin kann die Schmerzen auf einer Zeichnung des Körpers markieren oder direkt auf den Schmerzbereich zeigen. Eine rein verbale Beschreibung kann zu ungenau sein. Pioch schreibt, dass die Schmerzzeichnung heute in allen Versionen der Schmerzdokumentation eingesetzt wird. (Ebd., S. 63) Zumindest bei der Erstanamnese gehört eine Schmerzzeichnung durch den Patienten, die Patientin, um das ganze Gebiet der Schmerzen und Hinweise auf die Ausbreitung des Schmerzes zu erfassen. Für die Schmerzzeichnung gibt es unterschiedliche Versionen, auch mit Seiten- und Schrägansichten.

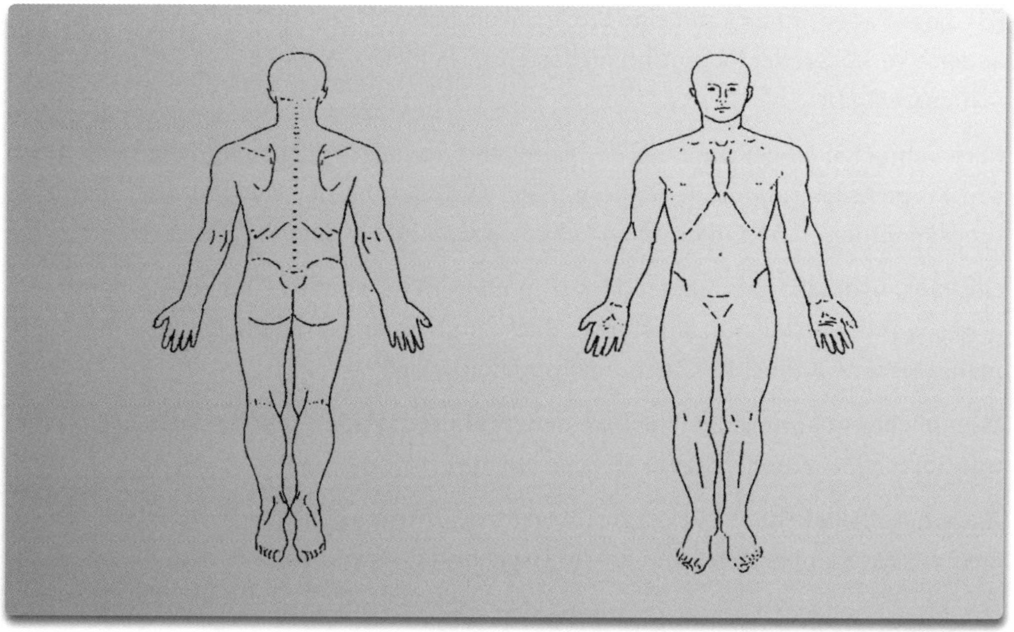

Abb. 9: Schmerzzeichnung

PflegehelferInnen, die nahe an den PatientInnen arbeiten, können das Schmerzverhalten der PatientInnen besonders gut beobachten und ihre Einschätzung der aktuellen Schmerzsituation ist in der Behandlung der Schmerzen äußerst wertvoll. Es ist jedoch wichtig, gemeinsam mit dem Patienten bzw. der Patientin das **für ihn/sie** passende Messinstrument zu wählen und immer dasselbe Messinstrument zu verwenden, um den tatsächlichen Schmerzverlauf optimal dokumentieren zu können.

Der Schmerz ist als multidimensionales Phänomen zu betrachten, das neben der sensorischen auch kognitive und emotionale, vegetative und motorische Komponenten beinhaltet. (Büche 2006) Daher ist für eine effektive Schmerztherapie bei chronischem Schmerz stets auch mehr als Medikation erforderlich. Neben den pharmakologischen Maßnahmen sind pflegerische und psychosoziale Zuwendung von entscheidender Bedeutung.

Schmerz-Assessment bei speziellen Gruppen von PatientInnen:

- Betagte und Hochbetagte
- Kinder im vorsprachlichen Alter
- Minoritäten und nicht Deutsch Sprechende
- Drogenabhängige
- PatientInnen mit psychischen Erkrankungen

Für diese PatientInnen kann eine Smiley-Skala hilfreich sein, oft ist es jedoch das veränderte Verhalten der PatientInnen, das einen Hinweis auf unzureichend behandelte Schmerzen gibt.

Körpersprache: eingeschränkte Bewegungen oder sehr ruhiges Verhalten, Schützen von Körperteilen, abnorme Haltung, eine Veränderung der Gangart oder eine Haltungsänderung, hin- und herschaukeln, nesteln und Unruhe.

Gesichtsausdruck: verstärkter oder verminderter Blickkontakt, Tränen, Grimassieren, angespannte Muskulatur, ängstlicher Blick, zusammengekniffene Augen und zusammengebissene Zähne, Anspannung im Kieferbereich.

Stimmlicher Ausdruck: Seufzen, Weinen, Stöhnen, Wechsel der Tonlage, beeinträchtige Sprache, Fluchen, Klagen, abgehackte Sprechweise.

Andere Auffälligkeiten: Rückzug, still werden, unkommunikatives Verhalten, fehlendes Interesse an Nahrung und an der Umgebung, verändertes Verhalten insgesamt.

Praxisbeispiel: *Frau Hofer, eine fast 80-jährige Bewohnerin eines Pflegeheimes, ist eine sanfte, zurückhaltende und immer höfliche Frau. Sie leidet aufgrund einer fortgeschrittenen Osteoporose mit Wirbelkörper-Einbrüchen immer wieder unter starken Schmerzen. Durch ihre Demenz kann sie diese Schmerzen meist nicht adäquat mitteilen. Aber die Pflegenden kennen Frau Hofer als stille, zurückhaltende Frau und sie wissen, wenn die Bewohnerin laut schimpft und flucht, dann ist das ihr Ausdruck für Schmerz.*

Schmerz-Assessment bei kognitiv beeinträchtigen PatientInnen

Da derzeit noch keine objektiven Schmerzmarker zur Verfügung stehen, sind die individuelle Beschreibung und die Selbstauskunft der PatientInnen als zuverlässige Angaben zu Schmerzvorkommen und -intensität (Carr et al. 2002) zu betrachten. Die Grundlage für eine effiziente Schmerztherapie ist also die Wahrnehmung der PatientInnen, die mit ihrem Schmerzempfinden die Behandlung vorgeben. Patienten und Patientinnen mit fortgeschrittener Demenz sind meist nicht in der Lage, Schmerzen angemessen mitzuteilen, mehr noch – vermutlich sind sie auch vermindert in der Lage, Schmerzreize als Schmerzempfindung wahrzunehmen und adäquat darauf zu reagieren. Oft zeigen sie dann Reaktionen, die wir nicht mit Schmerz in Verbindung bringen. (Snow et al. 2004)

Bei demenziell veränderten Menschen besteht daher ein besonders hohes Risiko einer schmerztherapeutischen Unterversorgung weil ihre Schmerzen häufig nicht erkannt werden. So konnte Morrison (2000) in einer Studie belegen, dass demente, alte Menschen nach einer Schenkelhalsfraktur drei Mal weniger ***Morphinäquivalent*** erhalten als nicht demente alte PatientInnen. Das Schmerz-Assessment bei kognitiv beeinträchtigten PatientInnen, wie bei Demenz, stellt oft eine besondere Herausforderung für die Pflege dar. Die PatientInnen sind häufig nicht in der Lage, ihre Schmerzen adäquat auszudrücken, die Lokalisierung bleibt diffus und meist kann sich die Pflege in der Schmerzeinschätzung nur auf nonverbale Schmerzäußerungen wie Stöhnen, mimischer Ausdruck, Unruhe, und Abwehr stützen.

> Um pharmakologische Substanzen bezüglich ihrer Wirkstärke miteinander vergleichen zu können, wurde der Ausdruck **Morphinäquivalenz** geprägt. Die Morphinäquivalenzdosis ist definiert als ein Maß für die Potenz eines Schmerzmittels.

> ***Praxisbeispiel:*** *Ein dementer Bewohner eines Pflegeheims zog sich bei einem Sturz in der Dusche eine Schenkelhalsfraktur zu. Die Fraktur wurde von den Pflegenden über Tage hinweg nicht erkannt, denn er versuchte trotz des Knochenbruches, immer wieder zu gehen. Den Pflegenden fiel jedoch auf, dass der Mann beim Gehen sehr blass und kaltschweißig wurde und immer wieder kollabierte. Ein sorgfältiges Schmerz-Assessment nach dem Sturzereignis hätte das Leiden dieses Mannes für die Pflegenden mit hoher Wahrscheinlichkeit erkennbar gemacht.*

Meist deuten plötzliche Veränderungen der Stimmung, insbesondere Aggressivität, unmotiviertes Schreien oder ***dysphorische*** Verstimmung auf mögliche Schmerzen hin. Bei verändertem Verhalten von Dementen muss daher immer auch an mögliche Schmerzen gedacht werden.

> Der Begriff **dysphorisch** bezeichnet einen emotionalen Zustand, der sich durch eine bedrückte bzw. traurige oder missmutige Grundstimmung auszeichnet.

Auffälliges Verhalten während der Pflege:

- Zusammenzucken
- Abwehr gegen bestimmte Berührungen
- ängstliche Abwehr, um sich schlagen
- Jammern und Anklammern
- Rufen, kann nicht alleine sein

Veränderungen im Schlafverhalten:

- Ein- und Durchschlafschwierigkeiten
- nächtliches Erwachen mit Unruhe

Veränderungen im Essverhalten:

- reduzierter Appetit
- muss zum Essen aufgefordert werden
- Ablehnung von Essen

Reaktionen bei Mobilisation:

- Furcht vor Mobilisation
- Klammern,
- Abwehr, um sich schlagen

Als spezielle Assessment-Instrumente zur Einschätzung von Schmerz bei kognitiv beeinträchtigen Patienten sind Dolo-Plus oder BISAD einzusetzen. Zu bedenken ist jedoch, dass die Einschätzung mit Schmerzskalen nur *einen* Teil des Schmerz-Assessments darstellt. Der Wert der Beobachtung durch die Pflegenden ist dabei nicht zu unterschätzen. Die Beobachtungsinstrumente sind nur ein zusätzliches Hilfsmittel, um mögliche Schmerzen von fortgeschritten dementen Menschen zu erfassen. Der Einsatz von Assessment-Instrumenten kann

- die Aufmerksamkeit für Schmerzen schärfen und dabei helfen, Schmerzen zu erkennen
- dazu beitragen, schmerztypisches Verhalten systematisch zu erfassen
- dabei unterstützen, die Wirksamkeit pflegerischer, ärztlicher oder sonstiger Maßnahmen zur Schmerzlinderung zu überprüfen
- die Kommunikation im multiprofessionellen Team unterstützen, da es leichter wird, sich über das Verhalten eines Patienten und mögliche Ursachen dafür auszutauschen
- die Dokumentation von Schmerzverhalten erheblich verkürzen und erleichtern. (Fischer 2007, S. 311)

Die Pflegepersonen spielen bei der Wahrnehmung des Schmerzverlaufes eine wesentliche Rolle da keine andere Berufsgruppe so viel Zeit mit den Patienten/Patientinnen verbringt. Dies ermöglicht die intensive Wahrnehmung und Beobachtung der Schmerzen im zeitlichen Kontext. (Kränzle 2006, S. 239) Besonders im Bereich der Langzeitpflege, wo die Pflegenden einen engen Bezug zu den BewohnerInnen /PatientInnen entwickeln, sind die Wahrnehmungen der Pflegenden unschätzbar wichtig für eine gelingende Schmerztherapie.

BISAD

Beobachtungsinstrument für das Schmerzassessment bei alten Menschen mit Demenz

Bitte zutreffende Aussage auswählen, Punktzahl eintragen und anschließend umseitig alle Punkte addieren.

Ermittelten Wert hier eintragen

I Beobachtung vor der Mobilisation

1. Gesichtsausdruck: Blick und Mimik

- Entspanntes Gesicht .... (0)
- Sorgenvolles Gesicht .... (1)
- Die Person verzieht von Zeit zu Zeit das Gesicht .... (2)
- Ängstlicher Blick und / oder verkrampftes Gesicht .... (3)
- Vollkommen erstarrter Ausdruck .... (4) ______

2. **Spontane Ruhehaltung** (Suche nach einer schmerzfreien Schonhaltung)

- Keine Schonhaltung .... (0)
- Die Person vermeidet eine bestimmte Position .... (1)
- Die Person nimmt eine schmerzfreie Schonhaltung ein .... (2)
- Die Person sucht ohne Erfolg nach einer schmerzfreien Schonhaltung .... (3)
- Die Person bleibt unbeweglich, wie von Schmerzen gelähmt .... (4) ______

3. Bewegung (oder Mobilität) der Person (innerhalb und / oder außerhalb des Bettes)

- Die Person bewegt sich (bzw. bewegt sich nicht) wie gewohnt* .... (0)
- Die Person bewegt sich wie gewohnt*, vermeidet aber bestimmte Bewegungen ... (1)
- Langsamkeit, Seltenheit der Bewegungen im Gegensatz zur Gewohnheit* .... (2)
- Immobilität im Gegensatz zur Gewohnheit* .... (3)
- Reglosigkeit ** oder starke Unruhe im Gegensatz zur Gewohnheit* .... (4) ______

* bezieht sich auf den / die vorangegangenen Tag(e)
** oder völlige Unbeweglichkeit
N.B. Patienten im Wachkoma können mittels dieses Bogens nicht eingeschätzt werden

4. Über die Beziehung zu Anderen
(Gemeint sind Beziehungen jeglicher Art, mittels Blicken, Gesten oder verbalem Ausdruck)

- Gleiche Art des Kontakts wie gewohnt* .... (0)
- Kontakt ist schwerer herzustellen als gewohnt* .... (1)
- Vermeidet die Beziehung, im Gegensatz zur Gewohnheit* .... (2)
- Fehlen jeglichen Kontakts, im Gegensatz zur Gewohnheit* .... (3)
- Totale Teilnahmslosigkeit, im Gegensatz zur Gewohnheit* .... (4) ______

* bezieht sich auf den / die vorangegangenen Tag(e)

Zwischensumme: ______

Fortsetzung umseitig

Echelle comportemental de la douleur pour personnes âgées non communicantes (ECPA), Morello, Jean, Alix et al. 2007

Tel. 0351 / 46902 77, Thomas.Fischer@ehs-dresden.de

II Beobachtung während der Mobilisation

Ermittelten Wert hier eintragen

5. Ängstliche Erwartung bei der Pflege

- Die Person zeigt keine Angst .... (0)
- Ängstlicher Blick, ängstlicher Eindruck .... (1)
- Die Person ist unruhig .... (2)
- Die Person ist aggressiv .... (3)
- Schreie, Seufzer, Stöhnen .... (4)

______

6. Reaktionen während der Mobilisation

- Die Person lässt sich mobilisieren oder bewegt sich selbst ohne dem besondere Aufmerksamkeit zu schenken .... (0)
- Die Person blickt angespannt und scheint die Mobilisation und Pflege zu fürchten . (1)
- Die Person hält sich mit den Händen fest oder führt die Hände der Pflegeperson während der Mobilisation oder Pflege .... (2)
- Die Person nimmt während der Mobilisation oder Pflege eine schmerzfreie Schonhaltung ein .... (3)
- Die Person wehrt sich gegen die Mobilisation oder Pflege .... (4)

______

7. Reaktionen während der Pflege der schmerzenden Bereiche

- Keinerlei Reaktion während der Pflege .... (0)
- Reaktion während der Pflege, nicht darüber hinausgehend .... (1)
- Reaktion auf Anfassen der schmerzenden Bereiche .... (2)
- Reaktion auf leichte Berührung der schmerzenden Bereiche .... (3)
- Annährung an die schmerzenden Bereiche ist unmöglich .... (4)

______

8. Während der Pflege vorgebrachte Klagen

- Die Person klagt nicht .... (0)
- Die Person klagt, sobald die Pflegekraft sich ihr zuwendet .... (1)
- Die Person fängt an zu klagen, sobald eine Pflegekraft anwesend ist .... (2)
- Die Person stöhnt oder weint leise und spontan .... (3)
- Die Person schreit oder klagt heftig und spontan .... (4)

______

Zwischensumme ______

Übertrag erste Seite ______

Gesamtpunktzahl ______

Dolo-Plus Skala zur Einschätzung des Schmerzes

	Verbaler Schmerzausdruck		**Schlaf**		**Kommunikation**
0	keine Äußerungen	0	gewohnter Schlaf	0	unverändert
1	Schmerzäußerung bei Patientenkontakt	1	Einschlafschwierigkeiten	1	intensiviert (Aufmerksamkeit erregend)
2	Gelegentliche spontane Äußerung	2	häufiges Erwachen (motorische Unruhe)	2	vermindert (Patient zieht sich zurück)
3	dauernde spontane Schmerzäußerung	3	Schlaflosigkeit mit Auswirkung auf Wachzustand	3	Fehlen oder Abweisen jeglicher Kommunikation
	Schonhaltung in Ruhe		**Waschen / Ankleiden**		**Soziale Aktivitäten**
0	keine Schonhaltung	0	gewohnte Fähigkeiten	0	Teilnahme an gewohnten Aktivitäten
1	vermeidetgelegentlich gewisse Haltungen	1	wenig eingeschränkt (vorsichtiger, zögernd, aber vollständig)	1	gewohnte Aktivitäten nur auf Anregung oder Drängen
2	ständige, wirksame Schonhaltung	2	stark eingeschränkt, nur teilweise und erschwert	2	teilweise Ablehnung gewohnter Aktivitäten
3	ständige, ungenügend wirksame Schonhaltung	3	unmöglich, Patient wehrt sich bei jeglichem Versuch	3	Ablehnung jeglicher sozialer Aktivitäten
	Schutz vor schmerzhaften Körperzonen		**Bewegung / Mobilität**		**Verhaltensstörungen**
0	kein Schutz	0	gewohnte Fähigkeiten	0	gewohntes Verhalten
1	keine Hinderung von Pflege und Untersuchung	1	aktiv wenig vermindert (vermeidet gewisse Bewegungen)	1	wiederholte Verhaltensstörungen bei Kontakt
2	Hinderung jeglicher Handlungen	2	aktiv und passiv eingeschränkt (auch bei Hilfe)	2	dauernde Verhaltensstörung bei Kontakt
3	Schutz auch in Ruhe, ohne direkten Kontakt	3	Bewegung unmöglich, Mobilisationsversuch wird abgewehrt	3	dauernde Verhaltensstörung ohne äußeren Anlass
	Mimik				**Gesamtpunktzahl:**
0	übliche Mimik		Morgens: ______ Punkte		Datum:
1	Schmerz ausdrückende Mimik bei Patientenkontakt		Mittags: ______ Punkte		Handzeichen:
2	Schmerz ausdrückende Mimik ohne Patientenkontakt		Abends: ______ Punkte		
3	dauernde, ungewohnte, ausdruckslose Mimik (leer, starr)				

Abb. 10: BISAD-Skala[2] und Doloplus Skala

Thesen zur Ethik der Schmerztherapie (Deutsche Gesellschaft zum Studium des Schmerzes 2002)

- Schmerzfreiheit ist ein wesentliches Element menschlichen Wohlbefindens.
- Schmerztherapie ist ein fundamentales Menschenrecht.
- Alle Menschen haben das gleiche Recht auf angemessene Schmerzlinderung.
- Jeder Mensch hat ein Recht auf ein Sterben ohne Schmerzen, zur Not unter Inkaufnahme von Nebenwirkungen.
- Schmerzlinderung soll im Einklang mit dem gebotenen Respekt vor der Autonomie des Patienten stehen.
- Schmerztherapie darf nicht schaden. Es ist nicht als Schaden zu betrachten, wenn ein früherer Tod beim Tumorpatienten Folge einer Schmerztherapie ist.
- Schmerzlinderung darf die Selbstbestimmungsfähigkeit nicht einschränken.
- Risiken der Schmerztherapie dürfen Therapiemaßnahmen nur dann begrenzen, wenn sie den Vorteil der Schmerztherapie (im Ergebnis) wieder aufheben würden.
- Die Prävention chronischer Schmerzen erfolgt durch eine effektive Behandlung akuter Schmerzen.

2 Abb. mit freundlicher Genehmigung von Prof. Thomas Fischer (http://www.diss.fu-berlin.de/diss/receive/FUDISS_thesis_000000010825).

10.3.4 Medikamentöse Schmerztherapie bei chronischen Schmerzen

Die Medikation muss **regelmäßig** und unter Einhaltung eines **fixen Zeitschemas** eingenommen werden, damit es zu einem gleichmäßigen Wirkstoffspiegel und zur Vermeidung von Schmerzspitzen kommt. Die PatientInnen müssen also das nächste Medikament einnehmen, bevor Schmerz spürbar wird. Dabei ist es entscheidend, dass die PatientInnen verstehen, dass eine gelingende Schmerztherapie bei chronischen Schmerzen einsetzt, **bevor** der Schmerz auftritt. (Nagele, Feichtner 2009)

> Bei einem **transdermalen Pflaster** wird der Wirkstoff kontrolliert in bestimmter Menge über die Haut aufgenommen und er gelangt so in die Blutbahn ohne vorzeitig im Magen-Darm-Trakt abgebaut zu werden.

Nach dem WHO-Stufenschema werden dabei Nicht-Opioid-Analgetika alleine oder in Kombination mit Opioiden eingesetzt. Die Opioide stehen in verschiedenen galenischen Zubereitungen zur Verfügung, als Tabletten, kurzwirksam und auch in Retard-Form, als Tropfen oder Lösung, als Injektionsampullen, als Suppositorien, als Lutscher, als Nasensprays oder auch als ***transdermale Pflaster***.

Bei der transdermalen Applikation als Pflaster ist zu beachten, dass jede Erwärmung der Haut die Aufnahme des Opioids steigert. Deshalb muss eine fieberbedingte Erhöhung der Körpertemperatur des Patienten, der Patientin, unverzüglich gemeldet werden, da es sonst zu einer Überdosierung des Opioids kommen kann. Auch beim Einsatz von Wärmflaschen ist Vorsicht geboten, die Hautareale um das Pflaster dürfen keinesfalls erwärmt werden.

> *Eine Überwärmung der Haut wie z. B. durch Sonnenbad, Wärmeflasche, Sauna oder heißes Bad ist zu vermeiden, da eine erwärmte Haut zu einer erhöhten Aufnahme des Wirkstoffes führt.*
>
> *Achtung: auch durch Fixierung des Pflasters mittels Klebe-Folie (z. B. OP-Site) kann es zu einer Überwärmung und damit zur Überdosierung kommen.*

Nebenwirkungen von Opioiden

Die Nebenwirkungen von Opioiden sind gut bekannt und können in der Regel durch vorbeugende Maßnahmen verhindert werden. Organschäden werden durch die Gabe dieser Medikamente, auch bei langjähriger Einnahme, nicht hervorgerufen.

Atemdepression: Abhängig von der Dosierung der Opioide, könnte eine verlangsamte Atmung ausgelöst werden, aber da Schmerz einer Atemdepression physiologisch entgegenwirkt, ist diese Nebenwirkung bei bestehendem Schmerz nicht zu erwarten. Bei schmerzfreien, gesunden Menschen jedoch würde eine Opioidgabe je nach Dosis zu einer Atemdepression führen können. Die Dosierung des Medikamentes wird allmählich gesteigert, um so die optimale Dosis für die jeweilige Patientin, den jeweiligen Patienten anzupassen.

Psychische und physische Abhängigkeit: Solange Opioide aufgrund ihrer schmerzstillenden Wirkung eingenommen werden, besteht auch kein relevantes Risiko für eine psychische Abhängigkeit. Physisch kann eine Entzugssymptomatik entstehen, wenn das Medikament zu abrupt abgesetzt wird. Das trifft jedoch auch auf andere Medikamente zu (z. B. Kortikosteroide, Benzodiazepine etc.).

Obstipation: Die Obstipation (Verstopfung) entsteht aufgrund der Bindung an Opioidrezeptoren im Darm, die die Kontraktion, das Zusammenziehen der Darmmuskulatur hemmen. Der Darminhalt verweilt längere Zeit im Darm, was den Stuhl aufgrund von Wasserentzug eindicken lässt. Die Aufgabe der Pflege ist es hier, konsequent auf eine regelmäßige Verdauung der PatientInnen zu achten und durch sie eine geeignete und regelmäßige Laxanziengabe zu gewährleisten. In selteneren Fällen bewirken Opioide durch eine Erhöhung des Sphinktertonus auch eine Blasenentleerungsstörung.

Prophylaxe der Obstipation

- Ballaststoffe, Bewegung, Flüssigkeit – die drei wichtigsten Maßnahmen gegen Verstopfung, sofern sie möglich sind,
- wenn Stuhldrang verspürt wird, zur Toilette gehen, auch wenn es gerade nicht passt, denn wird diese „Chance" verpasst, kann es beim nächsten Mal noch schwieriger sein,
- natürliche Mittel wie Backpflaumen, Gemüse, rohes Obst oder pflanzliche Quellenmittel wie Leinsamen

Bei PatientInnen mit Opiattherapie ist sorgfältig auf regelmäßigen Stuhlgang zu achten, wenn erforderlich mithilfe von Laxanzien. Bei immobilen PatientInnen und bereits geschwächten PatientInnen sind Laxanzien mit Ballaststoffen nicht geeignet, denn sie können die erforderliche Trinkmenge meist nicht gewährleisten und oft auch die Bauchpresse nicht entsprechend einsetzen.

Übelkeit und Erbrechen: Zu Beginn einer Schmerztherapie mit Opioiden leiden etwa 20% der PatientInnen an dieser Nebenwirkung, weshalb häufig vorbeugend ***Antiemetika*** (für ca. zehn Tage) gegeben werden. Nach etwa zwei Wochen hat sich der Körper an das Medikament gewöhnt und das Antiemetikum kann wieder abgesetzt werden.

> **Antiemetika** (von griechisch anti – gegen, emesis – Erbrechen) sind Medikamente die Übelkeit und Brechreiz unterdrücken.

Ein gelingendes Schmerzmanagement:

- *erfordert eine enge, interprofessionelle Zusammenarbeit*
- *die Berücksichtigung physiologischer, psychologischer und sozialer Faktoren*
- *soll nicht nur medikamentös sein*
- *ermöglicht den PatientInnen ein hohes Maß an Selbstständigkeit*

10.3.5 Nichtmedikamentöse und komplementäre Maßnahmen zur Schmerzlinderung

Trotz begrenzter wissenschaftlicher Effektivitätsnachweise kann die Anwendung komplementärer Therapien als integraler Bestandteil der Schmerztherapie betrachtet werden. Der Glaube an ihre Wirksamkeit, die Verhinderung von unerwünschten Nebenwirkungen der medikamentösen Therapie, ein ganzheitlicher Behandlungsansatz, die aktive Beteiligung an der Auswahl einer Therapieform sowie aufmerksame Pflegende, die den Betroffenen zuhören und diese ernst nehmen, sind Gründe für ihre Anwendung. (Snyder, Wieland 2003) Die Erfahrung zeigt, dass komplementäre Maßnahmen in der Schmerztherapie erfolgreich eingesetzt werden können und damit wesentlich zum Wohlbefinden der Patienten und PatientInnen beitragen.

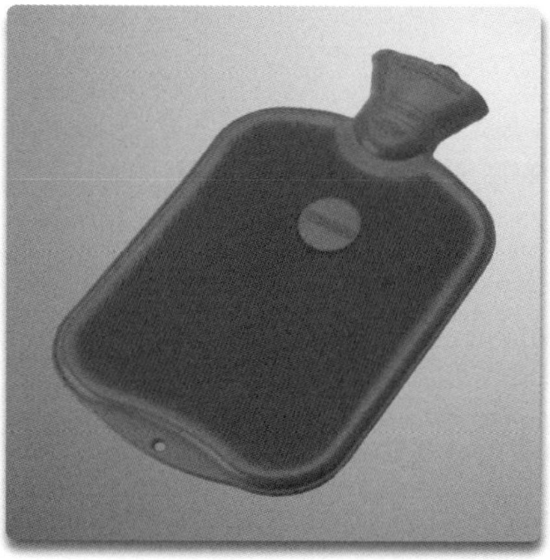

Abb. 11: Wärmeflasche

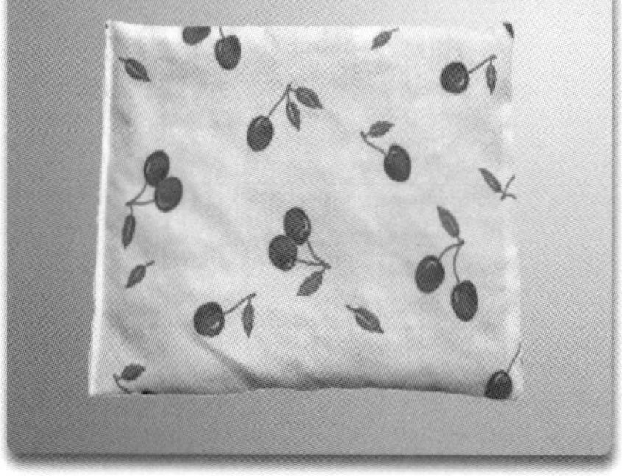

Abb. 12: Kirschkernkissen

Physikalische Therapie

Wärme- und Kälteanwendungen werden zur Schmerzlinderung schon seit Jahrhunderten genutzt und können auch in der palliativen Pflege einen wichtigen Beitrag zur Schmerzlinderung leisten. Der Patient, die Patientin erfährt mit solchen Anwendungen viel Fürsorge, Zuwendung und Berührung durch die Pflegeperson und fühlt sich in seiner/ihrer Situation ernst genommen. Das kann die Entspannung fördern und damit die Schmerzschwelle deutlich erhöhen.

Wärmeanwendungen

Man unterscheidet zwischen trockener und feuchter Wärme. Wasser ist ein guter Wärmeleiter, weshalb die Effekte von feuchter Wärme und Kälte (z. B. Wickel, Kompressen) größer sind als jene von trockener Wärme und Kältezufuhr (z. B. Wärmflasche, Kirschkernsäckchen).

Kirschkernkissen selbst herstellen:

Benötigtes Material: 500 g Kirschkerne, Kissenhülle aus Stoff bzw. Baumwollstoff für eine Kissenhülle.

Die Kirschkerne werden einen Tag lang in Essig eingelegt, damit das restliche Fruchtfleisch abgelöst wird. Anschließend werden die Kerne gewaschen und gut getrocknet. Nach dem Trocken werden die Kirschkerne in die Kissenhülle gefüllt. Erwärmt wird das Kirschkernkissen (aus hygienischen Gründen in einer Hülle) im Mikrowellenherd oder in eine Alufolie gehüllt im Backrohr.

Wirkung von Wärme

Wärme wirkt krampflösend und entspannend, sie verstärkt die Durchblutung der Haut und am Bauch aufgelegt verringert sie die Peristaltik. Wärme wird assoziiert mit Geborgenheit, Wohlbefinden und häufig auch mit angenehmen Erinnerungen an die Kindheit. Bei Muskel- und Gelenksschmerzen ist Wärme besonders effektiv.

Kontraindikationen: Wärme soll nicht eingesetzt werden u. a. bei Blutungen oder Schwellungen, bei beeinträchtigtem Wahrnehmungsvermögen, bei Sensibilitätsstörungen oder bei malignen Prozessen nahe der Hautoberfläche.

Kälteanwendungen

Lokale Kälteanwendung wirkt abschwellend, entzündungs- und schmerzhemmend und temperatursenkend. Da sich die oberflächlichen Blutgefäße verengen, können damit die Schmerzreize wie auch entzündliche Prozesse reduziert werden. (Cina-Tschumi 2007)

Trockene Kälteanwendungen

- Coldpacks (immer mit Hülle auflegen)
- Kirschkernkissen gekühlt

Kältepackungen selbst herstellen:

Verschließbare Plastiktüten/Gefrierbeutel gefüllt mit einem Drittel Alkohol und zwei Drittel Wasser, oder gefüllt mit Schmierseife ins Gefrierfach geben. Es können auch gefrorene Erbsen oder Kirschkerne als Füllung verwendet werden.

Feuchte Kälteanwendungen
Im Allgemeinen wird trockene Kälte besser vertragen als feuchte Kälte. Eine Ausnahme stellen Topfenkompressen und -Umschläge dar. Bei gereizten, entzündeten Venen, bei Lymphabflussbehinderung, Prellungen und Gelenksentzündungen. Nicht bei Milcheiweiß-Allergie anwenden und nicht auf offene Wunden anlegen. Bei allen Formen von Durchblutungsstörungen sind Kälteanwendungen kontraindiziert!

Wirkung von Kälte
Bei Kälteanwendung wird der Muskeltonus erhöht und durch die Kühlung der Nervenrezeptoren und -fasern wird die Hautempfindlichkeit herabgesetzt und der Gewebestoffwechsel vermindert, außerdem erhöht Kälte die Peristaltik.

Kälteanwendungen bei

- Kopfschmerzen
- Juckreiz
- akuten, leichten Verletzungen, um Blutungen und Schwellungen zu vermeiden
- Punktionen (vor der Punktion, Eis 15–20 Sekunden lang auf die Haut reiben)
- Herpesläsionen

Eisanwendungen sollen nicht länger als zehn Minuten dauern, da es sonst zu Gewebeverletzungen kommen kann. Die Anwendung ist abzusetzen, wenn es zu einem Taubheitsgefühl, Blässe, einer Erweiterung der Gefäße oder zum Frösteln kommt.

Kontraindikationen: Kälte soll nicht angewendet werden u.a. bei Magen-Darm-Krämpfen: Kälte verstärkt die Peristaltik, bei Kälteallergie: Es bilden sich Quaddeln, es kommt zu Juckreiz, Schwellung der Augenlider und in seltenen Fällen bis hin zu einem Kälteschock; bei Magengeschwüren: Kälte am Bauch kann die Magensäure erhöhen.

Wärme oder Kälte?
Die Effekte der Kühlung sind von längerer Dauer als jene der Erwärmung, da die Gefäße nach der Kälteanwendung verengt bleiben und die Erwärmung des entsprechenden Gewebes verzögert wird. Die Wirkung von Wärme und Kälte bleibt nicht nur lokal begrenzt, sondern es kann auch zu entfernten Wirkungen kommen. Ob nun im Einzelfall Kälte oder Wärme angewendet werden soll, ist nicht immer eindeutig. In jedem Fall müssen Kontraindikationen bedacht werden und im Bedarfsfall kann es notwendig sein, mit einem Arzt oder einer Ärztin über die Art der Anwendung Rücksprache zu halten.

Spricht nichts gegen eine Kälte- und Wärmeanwendung, sollen die PatientInnen selbst über die Anwendungsform entscheiden, da sie selbst am besten wissen, was ihnen Wohlbefinden schafft. Unterstützend kann durch kurzes Auflegen von Wärme und Kälte ausprobiert werden, was dem Patienten bzw. der Patientin angenehmer erscheint.

Bei bewusstseinsgestörten PatientInnen sind Wärme- und Kälteanwendungen problematisch und sollten unter sorgfältiger Beobachtung und nur mit ärztlicher Absprache erfolgen.

Lagerungen

Es ist von besonderer Wichtigkeit, bei PatientInnen mit chronischen Schmerzen geeignete Lagerungen auszuwählen, da diese ebenso zur Schmerzlinderung beitragen können. Die Wahl richtet sich nach dem jeweiligen Schmerzgeschehen und dem subjektiven Empfinden des oder der Betroffenen (z. B. Bauchdecken entspannende, atmungsunterstützende Lagerung). Allein die Unbeweglichkeit der bettlägerigen PatientInnen kann Schmerzen in der Muskulatur verursachen und daher ist regelmäßiges Durchbewegen der Extremitäten und Massieren auch als Schmerzprophylaxe zu betrachten.

Verschiedene schmerzlindernde Lagerungen

- Hochlagern von geschwollenen Extremitäten
- Tieflagern von Extremitäten bei arteriellen Durchblutungsstörungen
- Entlasten der Bauchdecke durch Unterstützung der Knie mit einem Kissen bei abdominellen Schmerzen
- Druck minimieren durch Fernhalten der Bettdecke

Positionswechsel

Bei SchmerzpatientInnen sollte jeglicher Positionswechsel mit großer Behutsamkeit erfolgen. Beim Lagewechsel soll eine erhöhte Muskelanspannung nach Möglichkeit vermieden werden. Verspannungen führen zu Schmerzen oder sie verstärken bestehende Schmerzen.

Mikropositionswechsel oder Mikrolagerung ist ein häufiger, geringer Lagewechsel.

Kinästhetische Techniken, speziell der sogenannte ***Mikropositionswechsel***, sind für SchmerzpatientInnen am wenigsten belastend. Auch die Lagerung nach Bobath eignet sich für PatientInnen mit Schmerzen. Dabei wird besonders auch auf Lagerung der Schulter geachtet. (Ullrich et al. 2005, S. 308)

ASE – Atemstimulierende Einreibung zur Schmerzlinderung

Die Atemstimulierende Einreibung lehnt sich an die rhythmischen Einreibungen aus der anthroposophischen Pflege an und im Rahmen der Basalen Stimulation wird sie erfolgreich zur Linderung von Atembeschwerden eingesetzt. Durch die Atemstimulierende Einreibung kann jedoch nicht nur Entspannung und damit eine Verbesserung der Atmung erreicht werden. Durch die Ausschüttung von Oxytocin, welche durch streichelnde rhythmische Berührungsreize der Haut hervorgerufen wird, und durch eine Reduktion in der Konzentration des Stresshormons Cortisol (Wikström et al. 2003) trägt die Atemstimulierende Einreibung ganz wesentlich zur Stressbewältigung und zum Wohlbefinden bei. Osterbrink (1999) konnte nachweisen, dass die Schmerzen von PatientInnen nach abdominellen und orthopädischen Eingriffen durch Atemstimulation positiv beeinflusst werden konnten. Das legt nahe, dass auch andere Schmerzformen durch eine regelmäßige Atemstimulierende Einreibung positiv beeinflusst werden können. Die damit verbundene Entspannung und Angstreduktion kann nicht nur zum Wohlbefinden der PatientInnen beitragen, sondern auch die Schmerzschwelle anheben.

Gezielte Maßnahmen zur Ablenkung

Ablenkung erzielt eine schmerzlindernde Wirkung, weil sich die Konzentration für eine gewisse Zeit vom Schmerz weg hin zu anderen Reizen (Hören, Sehen, Fühlen etc.) richtet. Viele PatientInnen mit chronischen Schmerzzuständen haben bereits selbst mit diversen Ablenkungsstrategien Erfahrung gesammelt (z. B. Fernsehen, Musik hören, Lesen etc.). Auch Besuche können die Konzentration vorübergehend vom Schmerz weglenken.

Ablenkung kann als gezielte Maßnahme von den Pflegepersonen angeboten werden. Es ist wichtig, die PatientInnen über das Ziel, nämlich die Schmerzsituation etwas erträglicher zu machen, und die Vorgehensweise zu informieren sowie ihr Einverständnis dazu einzuholen. Die Art der Ablenkung muss auf den jeweiligen Menschen abgestimmt werden. Der richtige Zeitpunkt für Ablenkung ist vor dem Einsetzen starker Schmerzen. Ein Gespräch über die speziellen Interessensgebiete der Patientin, des Patienten kann eine gute Ablenkung vom Schmerz bieten. Ebenso hilfreich kann es sein, die Aufmerksamkeit auf die gelungenen Aspekte seines/ihres Lebens zu lenken: „Woran erinnern Sie sich gerne?", „Was macht Ihnen Freude?".

Um größtmögliche Erfolge bei der Schmerzreduktion zu erzielen, ist eine gezielte Kombination von medikamentöser Therapie und Anwendung komplementärer Methoden zu empfehlen. (Ferrell 1996b) Neben dem Schmerz-Assessment liegt hier auch die Verantwortung bei den Pflegenden. Durch komplementäre pflegerische Interventionen können sie in Absprache mit den behandelnden ÄrztInnen ganz wesentlich zum Gelingen der Schmerztherapie beitragen.

Reflexionsfragen:

- Welche Form des Schmerz-Assessments kennen Sie aus der Praxis?
- Wie kann Schmerz bei dementen PatientInnen eingeschätzt werden?
- Welche Nebenwirkungen von Opioiden kennen Sie?
- Worauf ist bei transdermaler Applikation von Opioiden zu achten?
- Welche nichtmedikamentösen Maßnahmen zur Schmerzlinderung kennen Sie?
- Welche nichtmedikamentösen Maßnahmen zur Schmerzlinderung setzen Sie bei Bedarf auch bei sich selbst ein?

*10.3.6 **Total pain** (Totaler, umfassender Schmerz)*

Den Begriff des Total pain hat Cicely Saunders geprägt und sie meinte damit die Gesamtheit des Schmerzes und Leidens, die Menschen erfahren können, auf allen Ebenen. Jenseits von körperlichem Schmerz kann tiefes Leid durch schmerzliche Verluste, Einsamkeit, Hoffnungslosigkeit und Ängste auftreten. Die PatientInnen sind meist nicht in der Lage, ihren Schmerz zu lokalisieren, häufig äußern sie, dass „ alles weh tut". Verbunden damit klagen sie auch oft, dass „alles sinnlos sei".

Total pain ist eine Erfahrung von unendlichem, sinnlosem Leiden, das Isolation und tiefste Verzweiflung zur Folge hat. (Saunders 2009) Dieser umfassende (totale) Schmerz lässt sich kaum durch die Gabe von Analgetika beeinflussen. Total pain, dieses globale Leid, umfasst das Abschiednehmen des schwerkranken und sterbenden Menschen von seiner Umwelt, seiner Vergangenheit, Gegenwart und Zukunft und seiner eigenen, bisher erlebten Personalität. (Müller 2006)

Pflegende können diesem Leid begegnen, indem sie es mit den PatientInnen mit aushalten und auch, wenn es scheinbar keine Linderung gibt, sich nicht distanzieren. Das gemeinsame Aushalten unabänderlicher Situationen schafft häufig eine vertrauensvolle Nähe, die an sich schon hilfreich für die leidenden Menschen ist. Nicht allein gelassen zu werden in leidvollen Situationen ist existenziell wichtig für die PatientInnen. Es kann dabei nicht um ein rasches Lösen des Problems gehen, auch nicht um Ablenkung. Es geht vielmehr um ein solidarisches Verstehen, um eine Wiedergabe des Verstandenen, um Anteilnahme und Mitgefühl.

Umfassendes Leiden bedarf einer umfassenden Achtsamkeit und Aufmerksamkeit. Davon lässt sich ableiten, neben den Leidensmomenten auch wahrzunehmen, was den schwer kranken, alten und sterbenden Menschen physisch, psychosozial, kulturell und spirituell trägt und prägt, was ihn beglückt, nährt und im Tiefsten seines Seins ausmacht. Es geht um die innersten Quellen und Reichtümer, aus denen ein

Mensch lebte und immer noch lebt und die es bis zuletzt zu würdigen gilt. (Knipping 2009) Das Erkennen und Wahrnehmen eines derart umfassenden Leidens gehört auch zu den Aufgaben der Pflege. Pflegende können durch ihre Präsenz, durch ihr Mit-Aushalten, durch ihren Beistand und ihr Mitgefühl, dem leidenden Menschen eine gewisse Linderung verschaffen. Wenn es Pflegenden gelingt, sich den leidenden PatientInnen zuzuwenden, erleben sie häufig eine besondere Nähe.

Dabei können auch, wie Drechsel schreibt, Gefühle von Ohnmacht, Hilflosigkeit und Verzweiflung übertragen werden. „Da Trennungserleben immer mit Angsterleben und Protesterleben verbunden ist, sind es zum Teil heftige Gefühle wie Zorn, Wut, Angst usw., die dem Begleiter entgegenschlagen können. Hier haben wir gleichsam die Funktion einer Klagemauer. Wer sich in der Begegnung öffnet und das Gegenüber ernst nimmt, dem kann es passieren, dass er plötzlich all die negativen Gefühle abbekommt, für die der Sterbende sonst keinen Raum hat." (Drechsel 2008) Deshalb ist es unerlässlich, dass Pflegende Unterstützung innerhalb des Teams erhalten und sich in der Reflexion oder Supervision entlasten können.

Praxisbeispiel: *Frau Müller ist 36 Jahre alt, sie leidet an einem fortgeschrittenen Gehirntumor und damit verbunden unter Lähmungen und Sprachstörungen. Die Patientin hat drei Kinder im Alter zwischen 4 und 12 Jahren, sie ist nach der Scheidung alleinerziehende Mutter. Frau Müller leidet unter der Trennung von ihren Kindern und der Sorge um deren Zukunft. Zugleich ist sie in ihrer Kommunikation dramatisch eingeschränkt und es gelingt ihr kaum, mitzuteilen, was sie belastet. Die Pflegenden finden Frau Müller häufig weinend vor.*

Wie würden Sie sich als BetreuerIn von Frau Müller verhalten?

Reflexionsfragen:

- Sind Sie in Ihrer Praxis schon PatientInnen in „Total pain" begegnet?
- Wie konnten Sie mit dieser Situation umgehen? Was war hilfreich für Sie?

11 Orale Schleimhautveränderungen

Orale Schleimhautveränderungen wie Mukositis oder ausgeprägte Mundtrockenheit gehören zu den häufigsten Symptomen in der Palliativpflege. Sie beeinträchtigen die PatientInnen, indem sie schmerzen, die Nahrungsaufnahme und das Sprechen erschweren und damit auch die Lebensqualität stark beeinträchtigen können. PalliativpatientInnen leiden häufig unter Stomatitis und vor allem unter Mundtrockenheit.

Der Mund gilt als Intimzone, als wichtiges Organ des Körpers, das nicht nur der Nahrungsaufnahme und dem Sprechen, für die Fähigkeit sich auszudrücken dient, sondern auch für die Wahrnehmungen der eigenen Identität zentral ist. (Roing et al. 2007)

Bereits kleinste Läsionen im Bereich der Mundschleimhaut werden als sehr beeinträchtigend erlebt. In palliativen Betreuungssituationen gibt es eine Reihe von oralen Schleimhautveränderungen, die die Lebensqualität der PatientInnen nachhaltig tangieren können. Eine individuelle, kreative Mundpflege stellt daher auch eine Basis für das Wohlbefinden der PatientInnen dar.

Im Zusammenhang mit einer Stomatitis kann es zu Blutungen und Sekundärinfektionen kommen. Hinzu kommen Beeinträchtigungen im Geschmacksempfinden und Halitosis (Mundgeruch), was für den Patienten, die Patientin und das Umfeld eine weitere Belastung darstellen kann. Die Unfähigkeit der Nahrungsaufnahme zusammen mit einer nachweislichen Gewichtsabnahme lösen häufig weitere Angst- und Stresszustände aus, da die Hoffnung auf Besserung des Krankheitszustands eine zusätzliche Bedrohung erfährt. (Armstrong, McCaffrey 2006)

Stomatitis ist eine Entzündung der Schleimhäute innerhalb der Mundhöhle. Speziell TumorpatientInnen leiden häufig unter Stomatiden. Zu den Ursachen dafür zählen der reduzierte Ernährungs- oder Allgemeinzustand, Toxizitätsaspekte einer palliativen Chemo- oder Radiotherapie und eine stark herabgesetzte Abwehrlage, begleitet von bakteriellen oder viralen Infekten, wie z. B. der Candidiasis. Häufig ist aber auch eine ausgeprägte Mundtrockenheit (Xerostomie) die Ursache für eine Stomatitis.

Im Frühstadium der Stomatitis ist eine Rötung und Schwellung sichtbar und es kommt zu subjektiv unterschiedlich ausgeprägter Schmerzempfindlichkeit und Brennen. Im fortgeschrittenen Stadium kommt es zu Erosionen, Aphten, Ulzerationen und Belägen, die so schmerzhaft sein können, dass oft eine orale Ernährung nicht mehr möglich ist. (Margulies et al. 2002)

> ***Gradeinteilung der Stomatitis***
>
> *Nach den Richtlinien der American Oncology Nursing Association (Senn et al. 2001)*
>
> - ***Grad I:*** *Rötung der Mundschleimhaut mit Wundgefühl*
> - ***Grad II:*** *vereinzelte, kleine Ulzerationen oder weiße Flecken; keine wesentlichen Probleme beim Essen und Trinken*
> - ***Grad III:*** *ineinander fließende Ulzerationen oder Flecken, die mehr als 25% der Mundschleimhaut bedecken. Der Patient, die Patientin kann nur noch Flüssigkeit zu sich nehmen.*
> - ***Grad IV:*** *blutende Ulzerationen, die über 50% der Mundschleimhaut bedecken. Essen und auch Trinken ist nicht mehr möglich.*

Ähnlich wie bei den Symptomen Schmerz und Atemnot ist auch bei oralen Schleimhautveränderungen ein sorgfältiges Assessment und eine regelmäßige Dokumentation des Verlaufes erforderlich, auch für die Überprüfung der Wirksamkeit der eingesetzten Maßnahmen.

Mukositis beschreibt eine Entzündung der Schleimhaut in Mund und Rachen, welche aber auch über die Mundschleimhaut hinausreichen kann, d. h. auch die Schleimhaut im Ösophagus sowie die Schleimhäute im Darm und im Urogenitalbereich befallen kann. (Margulies et al. 2002)

Soor oder Candidose bezeichnet eine Infektion mit dem Hefepilz *Candida albicans*, die sich als grau-weißliche, abstreifbare Beläge auf der Mundschleimhaut zeigt. Subjektiv werden von den PatientInnen eher Missempfindungen (Geschmacksstörungen, Pelzigkeitsgefühl) als Schmerzen angegeben.

Rhagaden sind schmerzhafte Einrisse an den Mundwinkeln.

Aphten sind vereinzelte, scharf umschriebene, grau-weißliche, schmerzhafte, geplatzte Bläschen von Hirsekorn- bis Linsengröße mit hochrotem Saum in allen Teilen des Mundes (Wange, Zunge, Gaumen, Zahnfleisch), die erhebliche Beschwerden verursachen können.

Halitosis ist der Begriff für unangenehm oder übel riechenden Atem. Dieser kann objektiv wahrgenommen oder subjektiv nur vom Patienten, von der Patientin empfunden werden.

Zungenbrennen (Burning mouth Syndrome) ist eine Dysästhesie mit vorwiegend brennender Sensation der Zunge und Mundschleimhaut, oft ohne erkennbare Veränderungen der oralen Mucosa.

Xerostomie (Mundtrockenheit) ist ein sehr häufig auftretendes Symptom in der Palliative Care. Xerostomie kann verschiedene Ursachen haben, sie kann zum Beispiel tumorbedingt, durch Mundatmung verursacht oder auch als typische Nebenwirkung verschiedener Medikamente auftreten. Die Beeinträchtigungen für die PatientInnen durch Xerostomie werden von den Betreuenden oft unterschätzt und bedürfen daher besonderer Aufmerksamkeit. (Nagele, Feichtner 2009) Eine ausgeprägte Mundtrockenheit kann den PatientInnen das Sprechen, das Essen und das Schlucken sehr erschweren und eine sehr trockene Mundschleimhaut kann auch schmerzhaft sein.

Die Reizung der Mundschleimhaut durch unkritischen Einsatz von alkoholischen Mundspülungen oder säurehaltigen Pflegeartikeln (z. B. Glycerin-Zitronenstäbchen) kann eine Ursache für orale Schleimhautveränderungen sein. Glycerin-Zitronenstäbchen trocknen die Mundschleimhaut zusätzlich aus.

11.1 *Assessment von oralen Schleimhautveränderungen*

Das Assessment ist die Grundlage aller pflegerischen Maßnahmen, dies gilt in besonderer Weise für die Mundpflege. (Gillam, Gillam 2006) Ein sorgfältiges Mundassessment beginnt nicht erst, wenn der Patient, die Patientin unter einem gestörten Wohlbefinden im Mundbereich leidet oder über Schmerzen klagt. Appetitlosigkeit, Übelkeit, unmerkliche Schwellungen, Geschmacks- und Geruchsveränderungen können bereits verdeckte Vorboten ***oropharyngealer*** Schleimhautveränderungen sein, die gleichermaßen eine frühzeitige und sorgfältige Mundinspektion durch Fachkräfte erfordern.

Oropharynx ist der anatomische Begriff für den Mund-Rachen-Raum, der weiche Teil des Gaumens; der Zungengrund und die Mandeln gehören ebenfalls zum Oropharynx.

Dabei ist zu bedenken, dass der Mund zu den Intimzonen gehört und die regelmäßige Inspektion der Mundhöhle für die PatientInnen auch eine Belastung darstellen kann. Deshalb ist ein besonders achtsames und respektvolles Vorgehen bei der Inspektion der Mundhöhle unerlässlich.

Bei sterbenden PatientInnen gilt es, das Assessment der oralen Schleimhaut mit aller Behutsamkeit und eventuell auch mit entsprechender Zurückhaltung durchzufüh-

Die **Initialberührung** wird zu Beginn und zum Abschluss jeder pflegerischen Maßnahme durchgeführt.
Die für die Initialberührung vorgesehene Körperstelle wird festgelegt und von allen Personen, die in irgendeiner Weise mit dem Patienten, mit der Patientin zu tun haben, durchgeführt.
Als Bereiche der Initialberührung eignen sich Schulter, Arme oder Hände.
Die Initialberührung sollte auch verbal unterstützt werden. Damit sich alle an dieses Ritual halten können, empfiehlt es sich, am Ende des Bettes an einer gut sichtbaren Stelle eine Information über die für diesen speziellen Patienten, diese spezielle Patientin vereinbarte Stelle der Initialberührung anzubringen.

Compliance beschreibt das kooperative Verhalten des Patienten, der Patientin im Rahmen der Therapie.

ren, denn eine ausführliche Mundinspektion kann für die PatientInnen eine beträchtliche Störung und damit auch eine Belastung darstellen. Eine entsprechende ***Initialberührung***, verbunden mit einer Erklärung der geplanten mundpflegerischen Maßnahme, kann es den PatientInnen ermöglichen, sich auf die bevorstehende Mundpflege einzustellen.

Besonderheit bei demenziell veränderten PatientInnen: Sonde (2011) beschreibt, wie das Assessment und auch die Behandlung von oralen Schleimhautveränderungen bei PatientInnen mit Demenz durch die oft eingeschränkte ***Compliance*** der PatientInnen eine besondere Herausforderung für die Pflege darstellen kann. Bereits kleine Läsionen der Mundschleimhaut beeinträchtigen das Wohlbefinden beträchtlich und zugleich sind diese PatientInnen aufgrund ihrer kognitiven Einschränkungen oft nicht in der Lage, ihren Schmerz mitzuteilen. Häufig führen schmerzhafte Schleimhautveränderungen im Bereich des Mundes zur Ablehnung der Nahrungsaufnahme.

Der Mundhygiene von PatientInnen in Pflegeheimen wird oft zu wenig Aufmerksamkeit zuteil und es mangelt an geeigneten Mundpflege-Leitlinien für die speziellen Bedürfnisse dementer PatientInnen. (Yoneyama 2002)

Praxisbeispiel: *Pfleger Bernhard will bei Frau Gärtner, einer hochbetagten, dementen Bewohnerin, die Mundpflege durchführen. Frau Gärtner wehrt ab und presst die Lippen fest zusammen. Bernhard versucht sie zu überreden, er bietet ihr Honig an, den sie normalerweise sehr gern mag. Aber ohne Erfolg, Frau Gärtner öffnet den Mund nicht. Um die Bewohnerin nicht unter Druck zu setzen, bricht Bernhard den Versuch zur Mundpflege ab. 15 Minuten später versucht er es erneut und diesmal öffnet Frau Gärtner den Mund bereitwillig und sie scheint die behutsame Mundpflege und den angebotenen Honig zu genießen.*

Im Wissen, dass der Mund zur Intimzone gehört, darf Mundpflege keinesfalls gegen den Willen des Patienten, der Patientin durchgeführt werden. Es wäre eine traumatische Erfahrung für die PatientInnen und alle weiteren Versuche zur Mundpflege würden abgewehrt werden.

Bei schmerzhaften oralen Schleimhautveränderungen ist es wichtig, die Nahrung so weit wie möglich anzupassen. Weiche bis flüssige und kühle Kost wird eher vertragen. Stark gewürzte und säurereiche Nahrung (Tomatensauce, Obstsäfte, Essig) soll vermieden werden, ebenso grobe, spitze, kantige und harte Nahrungsmittel wie rohes Obst und Gemüse (Ausnahme: Melonen). Ebenso gilt es, Alkohol und Nikotin zu meiden. (Nagele, Feichtner 2009)

11.2 Mundhygiene bei PatientInnen mit oralen Schleimhautveränderungen

Häufige Mund- und Zahnpflege, nach jeder Mahlzeit und besonders abends ist wesentlich. Die Zahnpflege soll nur mit sehr weichen Zahnbürsten, deren Borsten zuvor in heißem Wasser eingeweicht wurden, um sie flexibler zu machen, oder mit weichen Kurzkopf Baby- oder Kinderzahnbürsten, erfolgen.

Ist auch das Zahnfleisch sehr empfindlich, kann die Zahnpflege mit einem um den Finger gewickelten Gazetupfer durchgeführt werden. Anstelle scharfer Zahnpasta ist Kinderzahnpasta gut geeignet. Bei wunder Mundschleimhaut ist es besser, auf Zahnprothesen vorübergehend zu verzichten.

Die Mundpflege richtet sich nach den Vorlieben der Patientin, des Patienten. Bewährt haben sich dafür individuell zusammengestellte Mundpflege-Tabletts.

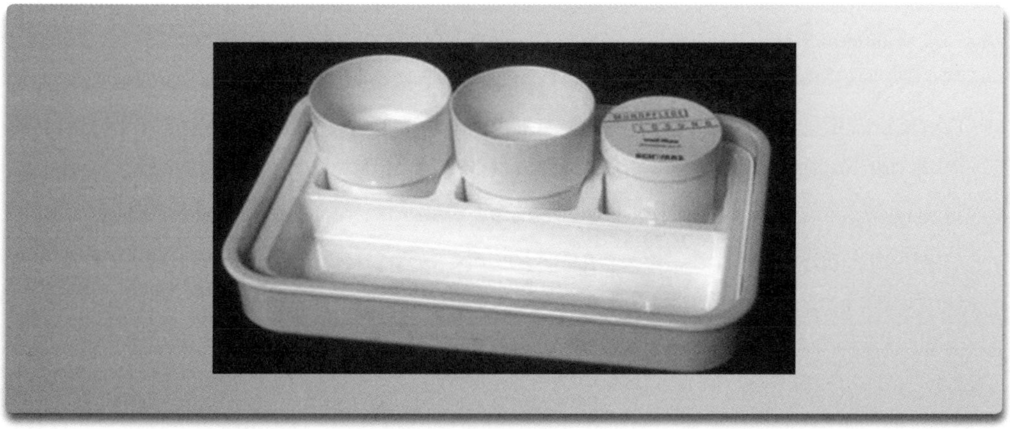

Abb. 13: Mundpflege-Tablett (Pflegewiki: http://www.pflegewiki.de/wiki/Mundpflege)

12.3 *Praxistipps zur Behandlung der Mundtrockenheit*

- Wenn möglich, ausreichende Trinkmenge über den Tag verteilt oder häufiges Anfeuchten der Mundschleimhaut mit unterschiedlichen Flüssigkeiten, mittels Pipetten oder Mundpflegestäbchen
- kleine, gefrorene Fruchtstückchen lutschen
- Eiswürfel aus verschiedenen Getränken, dafür eignen sich Pralinenbehälter gut, da damit die Eiswürfel abgerundete Kanten haben.

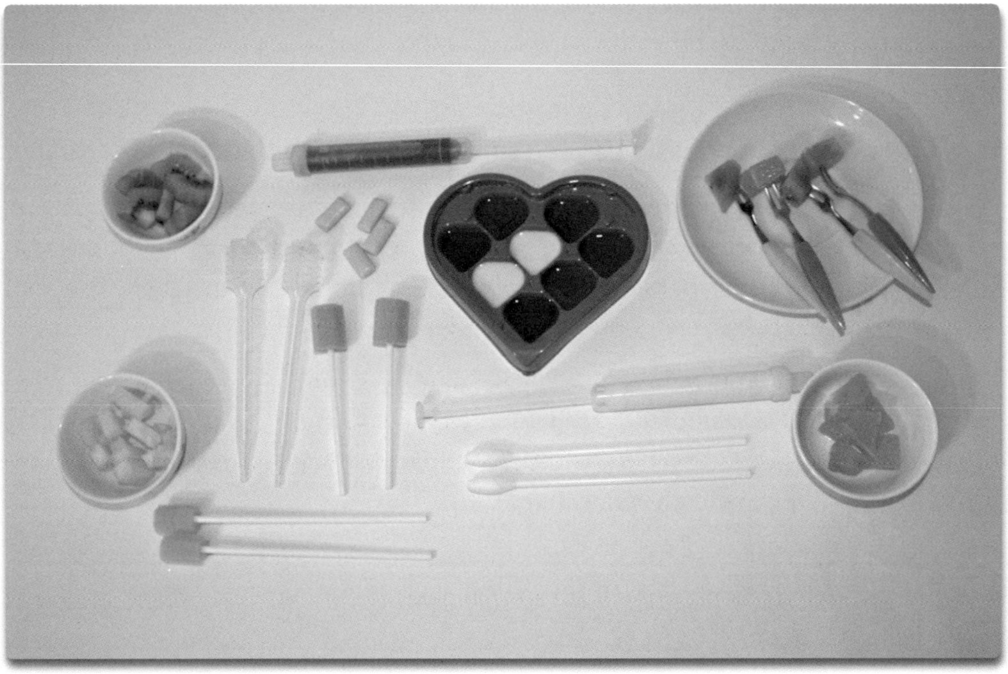

Abb. 14: Pralinenbehälter/Mundpflege

- Eisstäbchen aus verschiedenen Getränken (Ananas, Zitrone, Apfel). Zur Herstellung der Lutscher eignen sich Laborröhrchen mit Stiel
- Halbgefrorenes aus Getränken, wie Tonic Water, Bitter Orange oder Cider
- Öle/Fette: süßes Mandelöl; manche PatientInnen bevorzugen ein Stückchen Butter; oder evtl. auch Schlagrahm, einige PatientInnen ziehen Olivenöl vor: einen Teelöffel Olivenöl und 1–2 Tropfen Vitamin A und Vitamin E im Mund verteilen, kurz einwirken und dann ausspucken lassen
- Mundspülungen mit Bouillon: eine leicht gefettete Mundschleimhaut kann Feuchtigkeit besser speichern.

- Massagen, orale, basale Stimulation im Kieferbereich zur Anregung der Speichelproduktion
- Creme-Eis, die kühlende und fettende Wirkung von Eis wird als wohltuend empfunden
- Häufiges Ansprühen der Zunge und Mundschleimhaut mittels kleiner Sprühfläschchen mit verschiedenen Flüssigkeiten je nach Vorliebe des Patienten, der Patientin (Sekt, Bier, Apfelsaft, Mineralwasser mit Kohlensäure, Limonade, Ananassaft etc.)

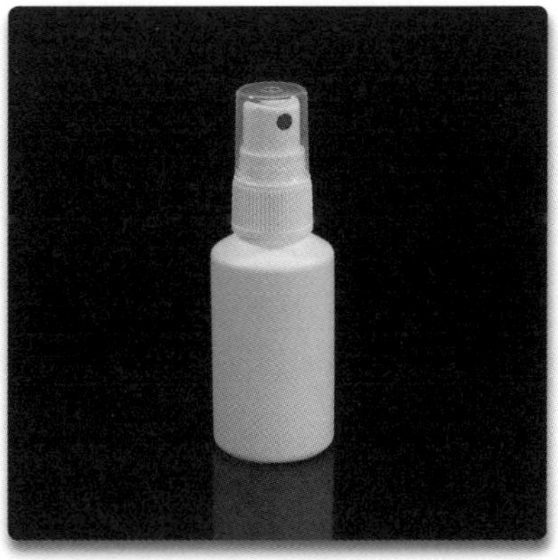

Abb. 15: Sprühfläschchen

Reflexionsfragen:

- Womit führen Sie die Mundpflege bei den PatientInnen durch?
- Wie verhalten Sie sich, wenn eine Patientin oder ein Patient deutlich sichtbare Beläge an der Mundschleimhaut hat, aber die Mundpflege strikt ablehnt?
- Welche Form der Mundpflege würden Sie selbst als PatientIn bevorzugen?

12 Ernährung von PalliativpatientInnen

Solange wir gesund sind, ist die Nahrungsaufnahme eine Selbstverständlichkeit und nur eine Frage von Qualität und Quantität. Bei einer schweren Erkrankung verliert das Essen seine Selbstverständlichkeit und wird zur ärztlichen und pflegerischen Aufgabe. „Essen und Trinken hält Leib und Seele zusammen." Dieses Sprichwort von Johann Philipp Förtsch (1690) macht die existenzielle Bedeutung der Ernährung deutlich.

Dabei ist es wesentlich, zwischen Hunger und Appetit zu unterscheiden. Hunger ist ein rein physiologisches Verlangen nach Nahrung. Appetit hingegen stammt vom Wort Appetenz und bedeutet im ursprünglichen Sinn Zuwendung, Offensein für etwas. Appetit ist stimmungsabhängig und im Gegensatz zu Hunger lustbetont.

Essen und Trinken haben aber auch eine soziale Komponente, die gemeinsamen Mahlzeiten innerhalb der Familie haben oft eine besondere Bedeutung und nahezu alle Feste und Feierlichkeiten sind mit Essen und Trinken verbunden.

In Krankheitssituationen verlieren wir rasch das Interesse an der Nahrungsaufnahme. Während sich bei kurativen Erkrankungen der Appetit bald wieder einstellt, ist der Verlust des Interesses am Essen bei palliativer Situation meist bleibend. Damit verlieren die PatientInnen häufig auch einen wesentlichen Aspekt ihres sozialen Lebens. PflegehelferInnen können ganz entscheidend zum Wohlbefinden der PatientInnen beitragen, indem sie versuchen, durch kleinste Zwischenmahlzeiten den Appetit der PatientInnen und die Freude am Essen zu erhalten.

Praxisbeispiel: *Herr Hofer leidet an einem Lungentumor und er hat sehr viel Gewicht verloren. Das ist sehr belastend für ihn, aber wenn das Essen serviert wird und er den vollen Teller sieht, kann er nicht essen, er empfindet geradezu Ekel vor dem Essen. Das Pflegeteam schlägt Herrn Hofer vor, immer nur sehr kleine Portionen zu servieren. Mehrmals über den Tag verteilt bekommt Herr Hofer zusätzlich einen Teller mit einem kleinen Appetizer, zum Beispiel eine Erdbeere oder zwei Kekse. Das ist für Herrn Hofer eine bewältigbare Menge und er kann diese kleinen Zwischenmahlzeiten richtig genießen.*

In Situationen schwerer Erkrankung reduzieren PatientInnen ihre Nahrungszufuhr oft auf ein Minimum. Die Verdauung ist eine anspruchsvolle Körperfunktion, die auch viel Energie braucht, deshalb stellt die Nahrungsaufnahme bei Schwerkranken häufig eine zusätzliche Belastung für die PatientInnen dar. Sie sollten keinesfalls zum Essen gedrängt werden, da durch den Druck essen zu müssen, der Rest-Appetit verloren geht.

Bei sterbenden Menschen nimmt das Interesse an Essen und Trinken ab und schließlich wird jede Art von Nahrungsaufnahme abgelehnt. Zugleich ist die Verdauung die erste der Körperfunktionen, die im Sterbeprozess versagt und es ist zu vermuten, dass eine Nahrungszufuhr in dieser Situation vom Organismus nicht mehr verarbeitet werden könnte.

Eine **katabole Stoffwechsellage** ist eine auf Abbau ausgerichtete Stoffwechselsituation, ein Zustand, bei der die PatientInnen mehr Energie verbrauchen als sie durch Nahrung zuführen können.

In der letzten Lebensphase besteht eine ***katabole Stoffwechsellage,*** an der selbst hyperkalorische Ernährung nichts ändern kann und ein weiterer Gewichtsverlust nicht zu verhindern ist. „Normale“ Nahrungsmengen können nicht mehr verarbeitet werden und kleinste Mengen reichen aus um Hunger und Durst zu stillen.

Wenn Kranke nicht mehr essen wollen oder nicht mehr essen können, wird das von Angehörigen meist als bedrohlich empfunden. Begriffe wie „verhungern“ und „verdursten“ lösen verständlicherweise Angst und Hilflosigkeit bei ihnen aus. Schließlich ist die existenzielle Notwendigkeit einer Flüssigkeits- und Nahrungsaufnahme im Alltagsverständnis tief verankert. Mit dem Begriff Verhungern ist ein großes Bedürfnis nach Nahrung verbunden. Bei schwer kranken Menschen besteht dieses Bedürfnis meist nicht mehr, es ist vielmehr so, dass Nahrungsaufnahme eine zusätzliche Belastung für sie darstellt und damit ist der Begriff des Verhungerns in diesem Zusammenhang nicht zutreffend.

12.1 *Ernährungsempfehlungen*

Für manche PatientInnen, vor allem wenn es darum geht, die Gewichtsabnahme zu verlangsamen, sind üppige Getränke wie Milch-Shakes, Smoothies oder Brauselimonaden besser geeignet als Kräutertees. Auch Sahnetorten, Cremespeisen, Pralinen und Creme-Eis sind als Dessert besser geeignet als Früchte. Wurst und Käse mit viel verstecktem Fett sind ebenfalls besser geeignet als z. B. Putenwurst, vor allem gilt es, auf die Zufuhr von Fetten, Omega-3-Fettsäuren, essenziellen Aminosäuren und Vitamin E zu achten.

Praxistipps:

- Lieblingsspeisen in kleinen Mengen
- häufig kleinste Mahlzeiten, über den Tag verteilt
- Gerichte mit Sahne, Milch, Sauerrahm, Öl, Crème Fraîche, Topfen, Honig oder Traubenzucker anreichern
- zartes Gemüse, z. B. Karotten, Kohlrabi, Spinat, Spargel, gedünstet, vergoren
- rohes, reifes Obst (auch Tiefkühlware) z. B. Erdbeeren, Himbeeren, Heidelbeeren, Bananen
- zerkleinerte, geschälte Äpfel etc.
- leicht verdauliche, gekochte Vollkornnahrung, z. B. Naturreis, Hirse, Brei
- Suppen aus Getreideprodukten, etc.
- Milchprodukte, Frischkäse, Käse mit hohem Fettgehalt
- Fette mit niedrigem Schmelzpunkt verwenden z. B. Butter, ungehärtete Pflanzenmargarine, Pflanzenöle
- reichlich trinken, am besten zwischen den Mahlzeiten
- vermeiden von Nahrungsmitteln, die mehrmals schlecht vertragen wurden
- dafür sorgen, dass die Dinge, die gerne gegessen werden, immer griffbereit sind, z. B. in Reichweite des Patienten, der Patientin ein Schälchen mit kleinen Knabbereien aufstellen

Je schwieriger die Flüssigkeits- und Nahrungsaufnahme, desto wichtiger ist eine regelmäßige und intensive Mundpflege.

12.2 *Die Situation der Angehörigen*

Wenn die PatientInnen ihre Nahrungsaufnahme zunehmend einschränken oder auch ganz einstellen, löst das bei den Angehörigen Ängste und oft auch Panik aus. Sie versuchen dann, den Patienten, die Patientin zum Essen zu überreden und nicht selten wird dies von den PatientInnen als druckvoll empfunden.

Es gilt, die Angehörigen rechtzeitig (!) darauf vorzubereiten, dass es sein kann, dass die Patientin, der Patient zunehmend das Interesse am Essen und Trinken verliert. Zugleich sollten den Angehörigen dann Möglichkeiten geboten werden, in anderer Form für das Wohlbefinden des Kranken zu sorgen.

Sehr hilfreich ist die Einbeziehung in die Mundpflege, sofern Angehörige dies wünschen, oder auch behutsame Hand- und Fußmassagen. Das entlastet sie vom Gefühl der absoluten Hilflosigkeit und zugleich können sie wesentlich zum Wohlbefinden des Patienten, der Patientin beitragen.

Wenn Angehörige, manchmal auch entsprechend druckvoll, den Patienten, die Patientin zum Essen drängen, sollten Pflegende für Entlastung sorgen. Dabei können folgende Formulierungen hilfreich sein:

„Es geht nicht um die Kalorien, es geht um die Freude am Essen."

„Gut ist, was schmeckt."

„Die Schwäche wird durch mehr Nahrung leider nicht besser."

„Wenn er jetzt nicht essen kann, dann sollten wir keinen Druck auf ihn ausüben, wir sollten auf andere Weise zu seinem Wohlbefinden beitragen."

Die Thematik der Ernährung von PalliativpatientInnen ist vor allem eine Frage der Kommunikation. Es geht dabei darum, die Belastungen der PatientInnen und auch die Ängste der Angehörigen zu reduzieren. Häufig kann ein klärendes Gespräch mit dem behandelnden Arzt, der behandelnden Ärztin die Angehörigen entlasten.

Liebe ist wesentlich kreativer, als immer nur durch den Magen zu gehen!

Gerade wenn Essen und Trinken kaum mehr möglich sind, gilt es, den Angehörigen zu zeigen, wie sie auf andere Weise zum Wohlbefinden des Patienten, der Patientin beitragen können. Das können sanfte Hand- oder Fußmassagen sein, oder das Auflegen von Lavendelkompressen zur Entspannung, vorausgesetzt natürlich, die PatientInnen mögen Lavendelduft.

Reflexionsfragen:

- Wie sind Ihre Praxiserfahrungen mit PatientInnen, die nicht mehr essen können?
- Welche dadurch entstehenden Belastungen nehmen Sie bei den Angehörigen wahr?
- Was können Sie zum Wohlbefinden der PatientInnen beitragen, wenn Ernährung nicht länger möglich ist?

13 Vorausschauende Notfall- und Krisenplanung

Palliativmedizinische Akutsituationen, ***Symptomexazerbationen*** und Notfälle sind in fortgeschrittenen Erkrankungsstadien keine Seltenheit. Diese Situationen stellen für die betroffenen PatientInnen häufig eine Zäsur dar, sind sie doch meist mit großen Ängsten und Gefühlen von Hilflosigkeit verbunden.

> **Exazerbation** beschreibt eine deutliche Verschlechterung des Krankheitsbildes mit Verstärkung der Symptome.

Das Erleben einer derartigen Notfall-Situation führt fast immer zu einer tiefen Verunsicherung der PatientInnen und ihrer Angehörigen. Bei mangelnder Vorbereitung kommt es in diesen Krisen oft zu einer Alarmierung und zur Inanspruchnahme notfallmedizinischer Versorgungsstrukturen und häufig auch zu Therapiemaßnahmen, die weder von den PatientInnen noch von den Angehörigen und den Pflegenden gewünscht sind.

> ***Praxisbeispiel:*** *Es geht um einen 85-jährigen Patienten mit einer sehr fortgeschrittenen COPD und einem bullösen Lungenemphysem. Er leidet weiters an rezidivierenden Pneumonien, an Vorhofflimmern und an einer fortgeschrittenen Niereninsuffizienz. Nach häufigen Krankenhausaufenthalten wird er auf eigenen Wunsch*

seit einigen Wochen zu Hause von seiner Frau und dem Hauskrankenpflegeteam betreut. Der Patient leidet unter Ruhedyspnoe, benötigt permanent Sauerstoff und mehrfach erklärt er, dass er nicht mehr ins Krankenhaus gebracht werde wolle – er möchte zu Hause sterben. Dieser Wunsch wird jedoch nicht schriftlich dokumentiert.

Beim Versorgen einer Wunde, die sich nach der Entfernung einer Bülau-Drainage infiziert hatte, tritt eine massive Verschlechterung der Atmung des Patienten ein. Er ringt in Panik um Luft, die Haut wird sehr blass, kaltschweißig, die Lippen sind zyanotisch. Die anwesende Ehefrau des Patienten reagiert bestürzt und die Hauskrankenpflegeschwester gerät ebenfalls in Panik, sie weist die Ehefrau an, den Notarzt zu rufen. Das Notarztteam kommt rasch, der Patient wird ins Krankenhaus transferiert. Seine Ehefrau fährt mit. Auf halber Strecke tritt ein Herzstillstand bei dem Patienten ein und er wird auf dem Autobahn-Parkplatz reanimiert. Erfolglos. Er verstirbt.

Das Notarztteam verständigt die Bestattung und der Leichnam wird noch am Autobahn-Parkplatz dem Bestattungsinstitut übergeben. Zurück bleiben eine traumatisierte, verzweifelte Ehefrau die sich mit Schuldgefühlen quält, weil der letzte Wunsch ihres Mannes, zu Hause zu sterben, nicht erfüllt werden konnte und eine Hauskrankenpflege-Schwester, die sich professionelles Versagen vorwirft.

Es stellt sich die Frage, wie eine vorausschauende Notfall-Planung das Handeln in dieser Krise verändert hätte.

Das Auftreten von Notfällen und krisenhaften Situationen in der Pflege und Betreuung von PalliativpatientInnen wird nicht nur von den PatientInnen selbst, sondern besonders auch von ihren Angehörigen als sehr bedrohlich erlebt. Hat diese Akutsituation den Tod des Patienten, der Patientin zur Folge, bleiben diese letzten dramatischen Ereignisse als Bilder lebenslang in der Erinnerung der Angehörigen. Aber auch für die professionellen BetreuerInnen können Krisensituationen nachhaltig verunsichernd sein, wenn sie nicht entsprechend darauf vorbereitet sind.

Notfälle sind Situationen, die

- als bedrohlich empfunden werden,
- unerwartet und unvorhergesehen auftreten,
- (zunächst) nicht kontrollierbar sind.

Die Ursachen für Krisen und Notfälle sind Ereignisse, die medizinisch, pflegerisch oder psychosozial bedingt sein können. Die Situation wird als bedrohlich empfunden und es entsteht ein hoher Handlungsdruck. Dabei kann unterschieden werden, für wen eine bestimmte Situation einen Notfall darstellt:

- Was ist ein Notfall für die PatientInnen?
- Was stellt einen Notfall für die Angehörigen dar?
- Und was gilt für das Betreuungsteam als Notfall?

Die verschiedenen Wahrnehmungen, die unterschiedlich erlebte Bedrohlichkeit kann sich für die betroffenen PatientInnen völlig anders darstellen, als für ihre Angehörigen oder auch für die professionellen BetreuerInnen. Während es für die PatientInnen und ihre Angehörigen meist Situationen mit einem hohen Leidensdruck – wie bei Schmerzen, Atemnot, starker Unruhe oder Panik – sind, sind es für Pflegende und ÄrztInnen eher das Auftreten von massiven, unstillbaren Blutungen, ausgeprägte Atemnot oder auch Situationen mit Selbst- oder Fremdgefährdung, die als Notfall erlebt werden. Allen gemeinsam ist jedoch die Erfahrung von Handlungsunfähigkeit und Kontrollverlust.

In der **häuslichen Betreuung** werden Krisen oft als limitierende Ereignisse erlebt und nicht selten endet die ambulante Betreuung mit einer stationären Aufnahme des Patienten, der Patientin. Oft verlieren Angehörige und PatientIn damit jegliche Sicherheit für eine weitere Betreuung zu Hause.

Für die betreuenden Angehörigen stellen sich alle Situationen, die mit Handlungsunfähigkeit und Kontrollverlust verbunden sind, als äußerst bedrohlich und damit als Notfall dar. Das kann ein epileptischer Anfall des Patienten, der Patientin, Agitiertheit oder auch schon das Erbrechen sein. Wenn sich eine bedrohliche Situation zuspitzt und Angehörige schiere Handlungsunfähigkeit erleben, reagieren sie mit Angst bis hin zur Panik. Diese Reaktionen auf den Kontrollverlust treten auf, wenn Angehörige und auch professionelle BetreuerInnen nicht ausreichend auf mögliche Krisensituationen vorbereitet sind. Mangelhafte Angehörigenschulung führt sehr leicht zu überfordernden Situationen. Krisen sind hier oft durch fehlende Zielvereinbarungen und in psychosozialer Überlastung der betreuenden Personen und des Pflegeteams begründet.

Angehörige geraten rasch an die Grenze ihrer Handlungsfähigkeit, wenn in der als bedrohlich erlebten Situation keine schriftlichen Handlungsanleitungen vorliegen oder wenn nicht ganz kurzfristig professionelle Unterstützung zur Verfügung steht. Dann endet eine derartige Krise fast immer mit einer Notaufnahme des Patienten, der Patientin im Krankenhaus. Zurück bleiben Angehörige und manchmal auch das Pflegeteam mit dem Gefühl, versagt zu haben.

Für PatientInnen in der häuslichen Betreuung kann jede Symptom-Exazerbation existenziell bedrohlich sein, vor allem bei Schmerz oder Atemnot, aber es kann auch die erlebte Unsicherheit der Angehörigen zu einer Krise führen. Nicht selten kommt es dann zur Aktivierung des Notarztdienstes und zu einer Einweisung des Patienten, der Patientin in ein Krankenhaus.

In den Pflegeheimen sind viele der BewohnerInnen multimorbid, sie leiden an verschiedenen schwerwiegenden Erkrankungen, viele von ihnen sind dement und sie sind auch PalliativpatientInnen im klassischen Sinne. Notfälle und Krisensituationen sind häufig. Vielfach sind die Pflegenden in den Heimen nicht ausreichend auf diese Krisen vorbereitet. Sie sind unzureichend dafür ausgebildet und die äußerst knappen personellen Ressourcen führen in Akutsituationen rasch zu Eskalation und Überforderung. In den meisten Heimen steht kein ärztlicher Bereitschaftsdienst zur Verfügung und die Aktivierung des Notarztsystems oder eine Überweisung der PatientInnen in ein Krankenhaus erscheint den Pflegenden oft als einzige Lösung. Damit werden Betroffene aus der gewohnten Umgebung gerissen. Besonders für demente Menschen, für die Betreuungskontinuität sehr wichtig ist, ist das mit hohen Belastungen verbunden. Diese Belastungen durch den Krankenhaus-Transfer sind für die PatientInnen meist wesentlich höher der Nutzen. Die Erfahrung zeigt auch, dass sich die kognitive Situation der dementen PatientInnen durch einen Umgebungswechsel, – den sie ja meist nicht verstehen können – beträchtlich und nachhaltig verschlechtert.

In der Notfallmedizin geht es primär darum, das Leben zu bewahren und möglichst im weiteren klinischen Verlauf die Gesundheit des Patienten, der Patientin mithilfe kurativer Therapieansätze wiederherzustellen. Bei palliativen Krisen und Notfällen ist zu bedenken, dass diese Situationen häufig den Sterbeprozess einleiten. Die Frage, ob bei der Notfallversorgung von PalliativpatientInnen eine Maximalversorgung anzustreben ist, nur weil sie machbar ist, sollte nicht im chaotischen Umfeld einer Krise beantwortet werden müssen, sondern von den verantwortlichen Personen bereits vorab. Damit werden Maßnahmen, die unreflektiert aus der Überforderung oder aus Hilfeleistungspflicht als unbedingt notwendig erscheinen, im Nachhinein aber bedauert werden, vermieden. Vorausschauende Notfallplanung setzt jedoch eine gelingende Kommunikation zwischen PatientInnen, den behandelnden HausärztInnen, Pflegenden und Angehörigen voraus. (Lederer et al. 2011)

Plan für Krisen und Notfälle - Palliativer Behandlungsplan

(durch Arzt/Ärztin und Betreuungsperson auszufüllen)

Name	Geburtsdatum

Medizinischer Hintergrund	
Hauptdiagnose und relevante Nebendiagnosen: **Eine Verbesserung ist nicht mehr zu erwarten.** **Die Situation erfordert ein überwiegend palliatives Betreuungskonzept.**	
Cardiopulmonale Reanimation ist der Situation nicht mehr angemessen. O Trifft zu O Trifft nicht zu	Die Verlegung in ein Krankenhaus soll nach Möglichkeit vermieden werden. O Trifft zu O Trifft nicht zu

Entscheidungshintergrund				
Entscheidungs- und Urteilsfähigkeit ist gegeben	O Ja	O Überwiegend ja	O Überwiegend nein	O Nein
Patientenverfügung liegt vor	O Ja		O Nein	
Vorsorgevollmacht ist erteilt	O Ja		O Nein	
Sachwalterschaft liegt vor	O Ja		O Nein	
Hinweise für Ablehnung medizinischer Maßnahmen durch Patient/Patientin (mutmaßlicher Patientenwillen)	O Ja		O Keine	
Anmerkungen:				

Die Angehörigen sind über die Situation informiert	O Ja	O Nein
Anmerkungen:		

Behandlungsplan für mögliche Symptome
(ist individuell festzulegen)

Indikation	Medikament/Verabreichungsform	Dosis in mg/Verabreichungsweg	max. Tagesdosis/zeitl. Abstand zwischen Einzelgaben
O Schmerzen			
O Atemnot			
O Unruhe/Angst			
O Übelkeit/Erbrechen			
O Rasselatmung			
O Andere: (Z.B. Fieber, Delir, epilept. Anfall)			

Hauptbezugsperson(en): (Name/n, Telefonnummer/n, Funktion)	

Hausarzt/Hausärztin: (Name, Telefonnummer)	
Hausarztvertretung: (Name, Telefonnummer)	

Unterschrift Arzt/Ärztin:

Datum:

Hospiz-Hotline: 0810 969 878

Dieses Formular wurde durch Vertreter folgender Institutionen in Kooperation entwickelt: Referat für Palliativmedizin der Ärztekammer für Tirol; Tiroler Hospiz-Gemeinschaft; Soziales Kompetenzzentrum Rum; Notfallmedizin, Univ.-Klinik für Anästhesie und Intensivmedizin, Innsbruck; Projekt Palliativ- und Hospizversorgung Tirol, Tiroler Gesundheitsfonds.
Stand: September 2010
Kontakt: Dr. Elisabeth Medicus, Email: Elisabeth.Medicus@hospiz-tirol.at

Abb. 16: Notfallplan

Oft ist der Anlass, einen derartigen Plan zu erstellen, die Frage, welche Komplikationen zu erwarten sind, mit welchen Krisen zu rechnen ist. Es gilt also, für Krisen und Notfallsituationen entsprechend vorauszuplanen. Besonders in der ambulanten Betreuung ist es unerlässlich, rechtzeitig mit den PatientInnen und vor allem mit den Angehörigen über möglicherweise eintretende Krisen und Notfallsituationen zu sprechen. Es geht darum, bestehende Ängste und Befürchtungen anzusprechen und gemeinsam mit den Betroffenen Handlungsanleitungen zu verfassen. Ein Notfall- oder Krisenplan, gemeinsam mit dem behandelnden Hausarzt und mit den Angehörigen erstellt, kann helfen, die Handlungsfähigkeit der Angehörigen in Krisensituationen zu erhalten und damit auch eine Krankenhauseinweisung zu vermeiden.

In der ambulanten Versorgung von PalliativpatientInnen, aber auch in den Pflegeheimen und in anderen stationären Kontexten haben sich vorausschauende Notfallpläne für Krisensituationen sehr bewährt. Damit bleiben Pflegende und im ambulanten Bereich auch die betreuenden Angehörigen in Krisensituationen handlungsfähig und es gelingt fast immer, die aufgetretenen, belastenden Symptome der PatientInnen rasch und zufriedenstellend zu lindern. Das führt zu einer hohen Zufriedenheit bei allen Beteiligten. Aber auch wenn die Krisensituation mit dem Tod des Patienten, der Patientin endet, bleibt letztlich bei Angehörigen und professionellen BetreuerInnen der Eindruck, angemessen gehandelt zu haben.

Bei sterbenden PatientInnen mit einer lebensbedrohenden Komplikation stellt sich darüber hinaus auch die Frage, ob wir berechtigt sind, eine potenziell tödliche Komplikation zu behandeln. Das Ziel liegt ja nicht in einer Verlängerung des Sterbeprozesses, sondern vielmehr darin, diesen Prozess durch eine Linderung der belastenden Symptome zu erleichtern. Es gilt als wichtiges Prinzip in der Palliativmedizin, mögliche Notfälle bzw. Krisensituationen und lebensbedrohende Akutsituationen rechtzeitig in Erwägung zu ziehen und mit den PatientInnen, den Angehörigen und den Pflegepersonen die entsprechenden Therapiemaßnahmen im Voraus zu besprechen. Wir können lernen, mit Notfällen und Krisen umzugehen, indem wir uns darauf vorbereiten und indem wir bereit sind, aus jeder dieser Situationen für die nächste zu lernen.

Reflexionsfragen:

- Wie beurteilen Sie die Notwendigkeit einer vorausschauenden Notfallplanung?
- Wie bereiten sich die Teams, die Sie kennen, auf möglicherweise auftretende Notfallsituationen vor?

14 Der Sterbeprozess

Es bedeutet nicht so viel,
wie man geboren wurde.
Es hat aber unendlich viel zu bedeuten,
wie man stirbt.

Søren Kierkegaard

Das Sterben findet heute in zunehmendem Maße in Institutionen statt, dabei sind es vor allem die Alten- und Pflegeheime, die als Sterbeorte in unserer Gesellschaft gelten. Insgesamt sterben nur wenige Menschen in der vertrauten, häuslichen Umgebung oder in Hospiz- und Palliativstationen. Obwohl es gerade die Altenpflege-

Einrichtungen sind, die die meiste Expertise in der Betreuung Sterbender haben sollten, werden Sterbende häufig in ein Akutkrankenhaus transferiert, weil die Rahmenbedingungen in den Heimen rasch zu Überforderung der Pflegenden führen. Beruflich auf die Bewahrung und die Wiederherstellung von Gesundheit vorbereitet, haben die Pflegenden im Altenheim das Sterben zu bearbeiten (Gross 2001, S. 301), aber vielfach fühlen sie sich nicht ausreichend darauf vorbereitet.

Aber auch das Krankenhaus deklariert sich für Sterbende als nicht zuständig. Diese Institutionen sind Dienstleistungsbetriebe, die nach ökonomischen Grundsätzen arbeiten und daher, wie Mennemann (1998, S. 265f.) schreibt, eher personal, als patientenorientiert ausgerichtet sind. Die erklärte Zielsetzung der Institution Krankenhaus ist es, dass Erkrankungen diagnostiziert, therapiert und geheilt werden. Sterbende PatientInnen entsprechen dieser Zielsetzung nicht, bedürfen jedoch intensiver pflegerischer, medizinischer und psychosozialer Betreuung. In diesem Widerspruch wird das Spannungsfeld, in dem sich Pflegende befinden, deutlich.

Es ist den oft enormen Bemühungen der BetreuerInnen aus Medizin und Pflege zuzuschreiben, dass die Betreuung und Versorgung Sterbender in allen Versorgungskontexten immer wieder gelingt. Erschwert wir die Betreuung sterbender PatientInnen durch die Tatsache, dass wir durch sie immer auch mit unserer eigenen Endlichkeit konfrontiert werden. Aber gerade hierin liegt eine besondere Chance. Erfahrungsgemäß wirkt sich die Auseinandersetzung mit dem eigenen Sterben außerordentlich bereichernd auf das Leben aus. Für jene Berufsgruppen, die häufig mit sterbenden PatientInnen arbeiten, ist es unerlässlich, sich mit dem Sterben zu befassen. Die Pflege Sterbender ist eine Herausforderung, eine große Aufgabe, eine Chance der Auseinandersetzung mit existenziellen Sinnfragen und mit der eigenen Endlichkeit.

„Je intensiver ich mich auf die Begegnung mit sterbenden Menschen einlasse, je direkter ich mich dem Tod und dem Sterben stelle, desto bewusster, intensiver und freudvoller lebe ich."

Aus: Brefin M. (1995): Dem Tod begegnen – das Leben gewinnen, NOVA, Jg. 26 (11), S. 6–7

Es gilt, Rahmenbedingungen zu schaffen, in denen es Sterbenden möglich ist, in weitgehender Selbstbestimmung ihr Leben zu Ende zu leben, auch Rahmenbedingungen, die es ihnen ermöglichen, auf ihre Weise Abschied zu nehmen und das Lebensende in ihren Lebensprozess zu integrieren. Dafür ist es erforderlich, das

Sterben nicht nur als biologisches Phänomen (Scherer 1979, S. 41) zu betrachten, sondern als wesentliche und wertvolle Phase im Leben. Dann kann das Sterben eines Menschen nicht als Versagen der Therapie, der ÄrztInnen oder der Pflegenden betrachtet werden, sondern als Ende eines Weges, auf dem der Sterbende unterstützt werden kann. (Brathuhn 1999)

Durch den oft hautnahen Kontakt der Pflegenden zu ihren PatientInnen entwickeln sich häufig Bindungen, die nach einiger Zeit durchaus persönliche Strukturen annehmen können. Die Pflegepersonen werden dann für die PatientInnen und auch für deren Angehörige zunehmend zu Bezugspersonen. Gross schreibt dazu, dass der Alltag des Heimpersonals permanent vom Klima des irreversiblen Abbruchs der Beziehungen geprägt ist. (Gross 2001) Daher haben Pflegende in Pflegeheimen auch ein besonderes Bedürfnis, jene Menschen, die sie oft seit Jahren betreut haben, auch im Sterben entsprechend zu pflegen und zu begleiten.

Sterben ist ein sehr individuelles, interpersonelles und spirituelles Geschehen. Es kann über einen längeren Zeitraum, über Wochen und Monate gehen. Sterben ist als Prozess immer ein mehr oder weniger lang andauerndes Geschehen.

Die Sterbephase beginnt oft allmählich oder fast unmerklich. Karl Heinz Karusseit schrieb 1994 in seinem Buch *Konfrontation der Sozialpädagogik mit Sterben und Tod:* „Das Sterben ist jener Abschnitt des Lebens, der dem Tod vorausgeht; ist somit noch Teil des Lebens, der Tod gerade nicht mehr. Das Sterben ist ein prozesshaftes Geschehen, das im Tod zu Ende kommt. Sterben bedeutet – mit Ausnahme plötzlicher Todesfälle – eine langsame Abnahme der Lebensqualität, eine zunehmende Beeinträchtigung der elementaren körperlichen Lebensfunktionen und schließlich den Ausfall zuerst einzelner, dann aller Organe."

Erkennbar ist der Beginn des Sterbens häufig in einer Art Rückzug des Patienten, der Patientin. Bislang gewohnte Verhaltensweisen ändern sich, es findet gleichsam ein Rückzug nach innen statt. In dieser Phase wirken die Kranken oft desinteressiert und passiv, zugleich scheinen sie mit inneren Prozessen aktiv beschäftigt zu sein.

Es hat den Anschein, dass die Sterbenden jetzt „ganz bei sich" sind und häufig empfinden sie pflegerische Maßnahmen als störend. Medikamentöse und pflegerische Interventionen werden mit dem Ziel der Symptomlinderung eingesetzt, alle belastenden Maßnahmen sollen unterlassen werden.

In der Folge verlieren die PatientInnen zunehmend das Interesse am Essen. Bei schwerer Erkrankung und ganz besonders in der Sterbephase kann Ernährung für die PatientInnen eine zusätzliche Belastung darstellen. Die Verdauungsarbeit erfordert Energie und Nahrungsaufnahme und kann damit die schwer kranken PatientInnen erheblich belasten. Zugleich ist die Verdauung die erste Körperfunktion, die im Sterben versagt. Das Essen weitgehend einzuschränken ist daher eine schützende und sinnvolle Reaktion der PatientInnen im Sterbeprozess. (Nagele, Feichtner 2009)

In weiterer Folge kann es sein, dass die schwer kranken Menschen auch das Trinken reduzieren oder ganz einstellen. Hinzu kommt eine vermehrte Mundatmung. Dadurch kann eine ausgeprägte Mundtrockenheit entstehen. Medikamente wie Opioide, Antiemetika, Anticholinergika oder Spasmolytika verursachen zusätzliche Mundtrockenheit. Dieses, für die Kranken sehr belastende Symptom wird oft unterschätzt und häufiges Anfeuchten der Mundschleimhaut ist dann besonders wichtig, um Durstgefühl zu verhindern. Hier kann eine kreative Pflege eine enorme Entlastung bringen.

Zur Reduktion der Mundtrockenheit:

- konsequente Mund-/Lippenpflege
- Vermeidung von Glyzerin-Zitronen-Mundpflegestäbchen
- kleine Mengen Flüssigkeit (1-2 ml/alle 30–60 Min.)
- kleine Mengen Eiscreme

Vonseiten der Angehörigen werden häufig Befürchtungen geäußert, der Patient, die Patientin könnte ohne Flüssigkeitszufuhr an Durst leiden. Durstgefühl entsteht vor allem durch einen trockenen Mund, deshalb ist es ganz wichtig, dass Pflegende für eine häufige Mundbefeuchtung sorgen. Wenn Ernähren nicht länger möglich ist, kann es für Angehörige sehr entlastend sein, wenn sie nach Anleitung die Mundpflege übernehmen können. Mundtrockenheit kann nicht durch Infusionen gelindert werden, sondern nur durch konsequentes Feuchthalten der Mundschleimhaut. Die verschiedenen Körperfunktionen reduzieren sich jetzt auf ein Minimum. Der gesamte Organismus arbeitet jetzt gleichsam auf Sparflamme.

Aus den Berichten von Menschen, die unfreiwillig an der Flüssigkeitsaufnahme gehindert wurden (z. B. bei Unglücksfällen in Wüstenregionen), wissen wir außerdem, dass bei zunehmender Austrocknung eher ein euphorischer Zustand eintritt, der sich unter Umständen auch in besonders schönen Traumerfahrungen äußert. Dies wird durch vermehrte Endorphinausschüttung in der Exsikkose erklärt. Diese vermehrte Endorphinausschüttung erklärt ebenfalls die in der Exsikkose beobachtbare Schmerzreduktion. (Binsack 1994, S. 550f.) Die ***Exsikkose*** hat für die sterbenden PatientInnen auch Vorteile, durch eine geringere Harnproduktion werden Einlagenwechsel, Blasenkatheter etc. reduziert. Durch die Reduktion von Magensekreten kommt es weniger zu Erbrechen,

Exsikkose (lat. ex „aus“ und siccus „trocken“) ist die Austrocknung eines lebenden Organismus, die durch eine negative Flüssigkeitsbilanz entsteht.

durch die Exsikkose verringert sich auch die Bronchialsekretion, was wiederum Husten und Atembeschwerden reduziert. In verschiedenen Untersuchungen wurde nachgewiesen, dass die beschriebene Endorphinausschüttung (Carr 1981, S. 390) für eine Zunahme des Wohlbefindens sorgt.

Einige medizinische und pflegerische Maßnahmen, die zuvor noch wichtig waren, verlieren jetzt an Bedeutung und müssen überdacht und vielleicht geändert werden. Dazu gehören häufige Lagewechsel, Blutdruckmessen, Blutzuckerkontrollen und ähnliches. In der Pflege bemühen wir uns, die Menschen in dieser Zeit mit aller Behutsamkeit zu pflegen und sie zu unterstützen. Alle medizinischen und pflegerischen Maßnahmen orientieren sich jetzt am Wohlbefinden des kranken Menschen.

Kognitive Störungen wie Unruhe, Verwirrtheit und Delir kommen bei sterbenden Menschen häufig vor. Sie sind in den letzten 2–3 Tagen eines Sterbenden das Normale und nicht das Außergewöhnliche. Unruhe bei sterbenden Menschen ist oft äußerst belastend für Angehörige, aber manchmal auch für die professionellen BetreuerInnen. Eine sichere Unterscheidung zwischen normaler Unruhe beim Sterben und einem Delir ist schwierig. In beiden Situationen kommt es zu einer veränderten Wahrnehmung, zu Verwirrtheit oder Desorientiertheit.

Sterbende Menschen scheinen manchmal Dialoge mit unsichtbaren Gesprächspartnern zu führen, sie sehen Dinge, die wir nicht sehen und sie haben Wahrnehmungen, die wir nicht nachvollziehen können. Durch eine ruhige Umgebung, angenehmes, gedämpftes Licht und die stille Präsenz vertrauter Menschen kann sich die Unruhe reduzieren. Wenn die Unruhe für den Patienten, die Patientin quälend zu sein scheint, kann medikamentöse Linderung sehr hilfreich sein.

Praxisbeispiel: *Karin sitzt am Bett ihrer sterbenden Mutter. Die Patientin ist zunehmend unruhig, sie stöhnt und versucht immer wieder nach nicht sichtbaren Dingen zu greifen. Als Karin beginnt, leise jene Kinderlieder zu singen, die ihr die Mutter in ihrer Kindheit als Schlaflieder vorgesungen hatte, kann sich die Patientin entspannen und sie wird sehr ruhig.*

Die Pflege muss sich jetzt ganz an den Bedürfnissen des sterbenden Menschen orientieren. Die Körperpflege sollte jetzt in Etappen stattfinden um die PatientInnen nicht zu überfordern. Zugleich besteht bei vielen PatientInnen ein gesteigertes Bedürfnis nach Hautkontakt und sanfte Berührungen und behutsame Massagen an den Händen und Füßen wirken meist entspannend.

Durch die Bettlägerigkeit und die völlige Immobilität verlieren die Kranken ihr Körpergefühl. Es ist daher von Vorteil, wenn die Pflegende vor einem Lagewechsel zunächst die Extremitäten und die Schultern des Patienten, der Patientin berühren um ihnen so die Wahrnehmung für ihre Körpergrenzen zu ermöglichen.

Berührung kann aber auch als unangenehm empfunden werden. Es setzt viel Einfühlungsvermögen der Pflegenden voraus, um bei nicht kommunikationsfähigen PatientInnen zu erkennen, was ihnen gut tut. Grundsätzlich sollen Berührungen in der Pflege ganz bewusst ausgeführt werden. Das vermittelt das Gefühl von Schutz und menschlicher Wärme und es gilt, die nonverbalen Signale der PatientInnen zu erkennen um entsprechend darauf reagieren zu können.

Die Häufigkeit der Lagewechsel richtet sich nach den Bedürfnissen der Kranken. Meist ist eine große Lageveränderung belastend für die PatientInnen, deshalb sind Mikro-Lagerungen oft besser geeignet.

Sterbende Menschen haben meist eine intensivere Sinneswahrnehmung, da der Sterbeprozess mit einem vermehrten inneren Rückzug, einer Konzentration nach innen verbunden ist. So scheint die Geruchswahrnehmung im Sterben verstärkt zu sein. Die PatientInnen reagieren jetzt sehr empfindlich auf Gerüche, das ist bei Duftlampen und beim Einsatz von Parfüms und Körperpflegemitteln zu berücksichtigen. Selbst der Duft des Lieblingsparfüms der Patientin kann jetzt Übelkeit verursachen.

Das Wärmeempfinden ist reduziert. Durch die eingeschränkte Durchblutung ist die Haut an den Beinen häufig marmoriert und die Füße sind kalt. Warme Füße tragen zum Wohlbefinden bei, deshalb ist es unterstützend, wenn Pflegende dafür sorgen, dass die Füße der PatientInnen nicht auskühlen. Am besten eignen sich dafür warme Bettsocken oder Kirschkernkissen. Mit Wärmflaschen ist Vorsicht geboten, denn es könnte im Zusammenhang mit Bewegungsunfähigkeit zu Verbrennungen kommen.

Das Hörvermögen nimmt oft zu, das muss bei allen Äußerungen am Bett des Sterbenden berücksichtigt werden. Auch der Einsatz von Musik muss überdacht werden. Die Lieblingsmusik des Patienten, der Patientin kann jetzt, bei völliger Immobilität nicht mehr passend sein. Leise, fließende Musik ohne Rhythmen wird meist bevorzugt.

Klänge eines Monochords und Musik von Entspannungs-CDs für Babys sind meist gut geeignet. Manche PatientInnen empfinden Naturgeräusche wie Wasserrauschen, Vogelgezwitscher, Wellengeräusche oder auch Töne von Klangschalen als wohltuend.

Sterbende Menschen brauchen nicht ständige Anwesenheit. Sie brauchen vielmehr Anwesenheit und Nähe möglichst nahestehender Personen, aber auch Zeiten des Alleinseins und der Distanz. Dies zu wissen, kann Angehörige entlasten.

14.1 *Das Schmerz-Assessment in der Sterbephase*

Menschen am Lebensende haben einen ganz besonderen Bedarf an palliativer Betreuung und bei der Linderung belastender Symptome ist das Schmerz-Assessment von ganz besonderer Bedeutung. Wenn die PatientInnen nicht mehr kommunikationsfähig sind, ist es Aufgabe der Pflegenden, auf nonverbale Schmerzäußerung, wie Mimik, oder Stöhnen zu achten, denn ein Assessment mit Skalen und Fragebögen ist in dieser Phase nicht mehr zielführend. Da pflegerische Maßnahmen durchaus auch eine mit Schmerzen verbundene Belastung für die PatientInnen darstellen können, ist es manchmal erforderlich, eine halbe Stunde vor den geplanten pflegerischen Maßnahmen eine zusätzliche Dosis Schmerzmittel zu verabreichen.

14.2 *Unterstützung der Angehörigen*

„Das Sterben eines Menschen bleibt als wichtige Erinnerung zurück bei denen, die weiterleben. Aus Rücksicht auf sie, aber auch aus Rücksicht auf den Sterbenden ist es unsere Aufgabe, einerseits zu wissen, was Schmerz und Leiden verursacht, andererseits zu wissen, wie wir diese Beschwerden effektiv behandeln können. Was immer in den letzten Stunden geschieht, kann viele Wunden heilen, aber auch in unerträglicher Erinnerung verbleiben."

Cicely Saunders

Angehörige sind all diejenigen Personen, die sich in einer vertrauten, häufig auch verpflichtenden Nähe zum Patienten befinden und somit neben Familienangehörigen auch Freunde oder Lebensgefährten sein können. (George 2003. S. 16) Der drohende Verlust eines geliebten Menschen stellt einen enormen Stressor für die Angehörigen dar.

Dass viele PatientInnen ganz ruhig in die Bewusstlosigkeit versinken und friedlich sterben, wissen viele der Angehörigen nicht. Unnötige Befürchtungen diesbezüglich belasten sie zusätzlich und verstärken ihre Ängste. (Saunders, Baines 1991, S. 59) Manche Angehörige befürchten dramatische Ereignisse im Sterben, sie wissen nicht, dass die meisten Sterbeprozesse durch ein langsames Aufhören der Körperfunktionen sehr ruhig und friedlich verlaufen. Ein klärendes Gespräch über zu erwartende Veränderungen im Sterbeprozess kann entlastend wirken.

Die Angehörigen leiden unter Hilflosigkeit, Überforderung und Trauer. Eine schwere Erkrankung und das Sterben eines Menschen betreffen nicht nur ihn selbst, sondern ebenso seine engen Vertrauten. Sie erleben den Prozess mit, er macht sie ebenso traurig, verzweifelt, leidend, hadernd, ängstlich. (Nagele, Feichtner 2009, S. 177)

Angehörige brauchen Information und Unterstützung, sie brauchen geduldige GesprächspartnerInnen, Verständnis und Zuwendung. Sie brauchen Anerkennung und Wertschätzung und auf Wunsch auch die Miteinbeziehung in die Pflege des Patienten, der Patientin. Häufig ist erkennbar, dass sich die emotionale Stabilität der Angehörigen ganz unmittelbar auf den Patienten, die Patientin überträgt.

Zu den Aufgaben der Pflege gehört die Unterstützung und Betreuung der Angehörigen. Das kann schon durch kleine, mitfühlende Gesten geschehen, oder auch durch das Anbieten von Getränken und kleinen Imbissen.

„Und wie geht es Ihnen?“

Diese Frage empfinden Angehörige meist als überaus wohltuend. Oft löst sie Tränen aus, denn schon lange hat niemand mehr gefragt, wie es ihnen geht, alle Fragen gelten dem Befinden des Patienten, der Patientin.

Die Zeit des Sterbens ist zugleich auch oft eine Zeit besonderer Nähe zwischen den Kranken und ihren Angehörigen. Die Kranken lieben in dieser Zeit ganz sanfte Massagen an den Händen, an den Füßen oder manchmal auch im Gesicht. Auch eine behutsame Massage der Stirn oder im Bereich des Solarplexus kann hilfreich sein. Die PatientInnen empfinden Handhalten und stilles Daneben-Sitzen als äußerst wohltuend und unterstützend. Diese stille Präsenz, das einfache Dasein oder das Handhalten wird häufig unterschätzt. Es kann sehr wohltuend für sterbende Menschen sein, vertraute Personen in der Nähe zu wissen, auch wenn Gespräche nicht mehr möglich sind.

In den letzten Tagen und Stunden im Leben der PatientInnen kommt es meist zu einer weiteren Eintrübung des Bewusstseins, der Bewusstseinszustand kann sich aber innerhalb eines Tages mehrfach verändern. Manchmal gibt es kurze, wache Phasen, aber die meiste Zeit über reagieren die Kranken nicht mehr auf Ansprache. Für die Angehörigen kann das eine sehr schmerzhafte Erfahrung sein und sie versuchen, den Patienten, die Patientin zu „wecken“. Pflegende sollten sie dann behutsam darauf hinweisen, dass dieses reduzierte Bewusstsein für den Kranken jetzt entlastend ist und dass es sinnvoll ist, ihn möglichst wenig zu stören.

Alles, was am Bett eines sterbenden Menschen geschieht, erfordert besondere Achtsamkeit und Behutsamkeit. Denken Sie daran, wie Sie ein Zimmer betreten, in dem ein Neugeborenes liegt. Niemals würden Sie dieses Zimmer laut betreten und wenn Sie den kleinen Menschen berühren, dann würden Sie dies mit aller Behutsamkeit tun, um ihn nicht zu erschrecken. Ähnliches gilt für Sterbende, auch sie können durch plötzliche Berührungen oder laute Geräusche erschrecken. Sterbende brauchen, ganz ähnlich wie Neugeborene, besondere Zuwendung, Zartheit und Behutsamkeit. Ähnlich wie unmittelbar nach der Geburt sind wir im Sterben auf Menschen angewiesen, die unsere Integrität schützen, die uns respektvoll und achtsam begegnen.

In den Stunden vor dem Eintritt des Todes kommt es meist zu typischen Veränderungen der Atmung. Es kann eine ***Cheyne-Stokes-Atmung*** und in der Folge dann eine Schnappatmung auftreten. Auch, oft lange, Atempausen können Anzeichen für den bevorstehenden Tod sein. Die terminale Rasselatmung ist eine geräuschvolle Atmung, die im Sterben auftreten kann. (Pflegerische Interventionen bei terminaler Rasselatmung siehe Kapitel Atemnot).

> **Cheyne-Stokes-Atmung** ist ein Atemmuster mit zu- und wieder abnehmender Atemfrequenz- und Tiefe, verbunden mit unterschiedlich langen Atempausen.

Es ist wichtig, die Fragen und Ängste der Angehörigen ernst zu nehmen und sie in dieser Zeit bestmöglich zu unterstützen. Eine gute palliativmedizinische Versorgung bedeutet eine effektive Schmerztherapie, eine effektive Behandlung der belastenden Symptome und eine behutsame, palliative Pflege sind die Voraussetzungen für ein ruhiges und friedvolles Sterben.

Sterben ist kein rational erfassbares Geschehen. Jedes Sterben ist ein ganz persönliches und intimes Geschehen und es liegt in unserer Verantwortung, Bedingungen zu schaffen, die es sterbenden Menschen und ihren Angehörigen ermöglichen, die Zeit des Sterbens als wertvoll zu erleben, – Bedingungen, in denen ein individueller Abschied möglich ist.

Memento

Vor meinem eigenen Tod ist mir nicht bang,
nur vor dem Tode derer, die mir nah sind.
Wie soll ich leben, wenn sie nicht mehr da sind?

Allein im Nebel tast ich todentlang
und lass mich willig in das Dunkel treiben.
Das Gehen schmerzt nicht halb so wie das Bleiben.

Der weiß es wohl, dem Gleiches widerfuhr –
und die es trugen, mögen mir vergeben.
Bedenkt: Den eignen Tod, den stirbt man nur;
doch mit dem Tod der anderen muss man leben.

Mascha Kaléko

Reflexionsfragen:

- Welche Erfahrungen haben Sie in der Pflege Sterbender?
- Was nehmen Sie als entlastend, was als belastend wahr?
- Wie können Pflegende die Angehörigen in dieser Situation unterstützen?

14.3 Wenn der Tod eingetreten ist – Pflege Verstorbener

Der letzte Atemzug eines Menschen hat immer eine ganz besondere Bedeutung für seine Angehörigen. Nach dem Eintritt des Todes weicht die Anspannung der Angehörigen oft einer großen Erleichterung. Einer Erleichterung darüber, dass der Patient, die Patientin letztlich ruhig sterben konnte und zugleich werden sie von der Trauer über den Verlust überwältigt.

Für die Angehörigen bedeutet der Tod eines ihnen nahestehenden Menschen meist eine erschütternde Krisensituation. Selbst die, die sich schon länger mit dem bevorstehenden Tod auseinandergesetzt haben, erleben im Moment des Todes abrupten, oft unerwarteten Trennungsschmerz. Gerade in dieser Situation bedürfen sie des Schutzes, der Unterstützung und der Begleitung.

Nach Eintritt des Todes müssen der behandelnde Arzt und die KollegInnen des Teams verständigt werden. Den Angehörigen des Verstorbenen bieten Pflegende an, für einige Zeit ungestört am Bett des Verstorbenen zu verweilen und sie kündigen an, dass sie ihn/sie dann noch einmal pflegen werden. Den Angehörigen sollte angeboten werden, dass sie dabei mithelfen können, wenn sie das möchten.

Vielleicht möchten die Angehörigen auch, dass weitere Familienmitglieder oder Freunde informiert werden. Nachdem die Angehörigen eine erste, ganz private Zeit mit dem Verstorbenen verbringen konnten, erfolgen die letzten Pflegemaßnahmen, auf Wunsch im Beisein der Angehörigen.

Wenn die Pflegenden den verstorbenen Patienten, die verstorbene Patientin ohne Handschuhe, so wie noch wenige Minuten zuvor, als er/sie noch geatmet hat, berühren und mit ihm/ihr sprechen, reduziert dies die Scheu der Angehörigen, den Verstorbenen ebenfalls zu berühren.

Behutsam werden alle Lagerungshilfsmittel entfernt, Zugänge und Ableitungen sollen verbleiben, bis die Totenbeschau durch den Arzt erfolgt ist. Sichtbare Verunreinigungen werden abgewaschen, eventuell, auf Wunsch der Angehörigen kann der/die Verstorbene auch komplett gewaschen und gesalbt werden. Verbände und Intimbereich werden vorausschauend für einen eventuellen Flüssigkeitsaustritt versorgt. Dann wird der/die Verstorbene mit einem frischen Nachthemd oder mit der Wunschkleidung angekleidet.

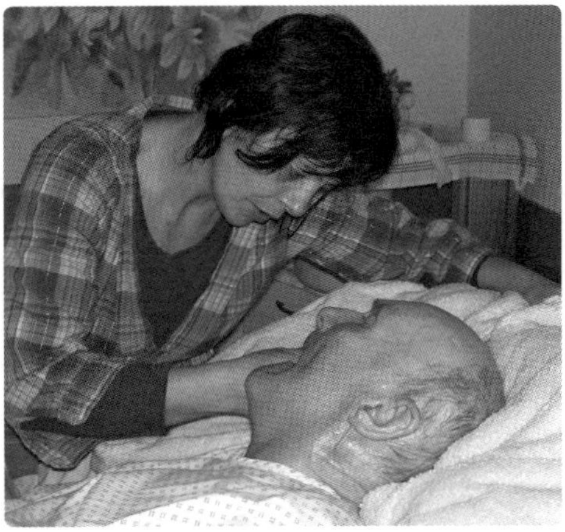

Abb. 17: Achtsame Pflege Verstorbener

> **_Zur Erinnerung:_** *alle Maßnahmen sollen mit großer Behutsamkeit und mit entsprechendem Respekt ausgeführt werden. Die personale Würde, die dem Lebenden galt, gilt auch gegenüber dem Verstorbenen als Richtschnur des Handelns.*

Nach Möglichkeit und auf Wunsch die Zahnprothese einsetzen, dem Verstorbenen Mund und Augen schließen und die Hände übereinander legen, auf Wunsch falten. Wenn sich der Mund nicht schließen lässt, ist es günstig, kurzzeitig (bis die Starre einsetzt) eine kleine Handtuchrolle unter dem Kinn zu platzieren. Anstelle der Bettdecke soll der Verstorbene nur mit einem Leintuch zugedeckt werden.

Das Zimmer sollte aufgeräumt werden und alle sichtbaren Pflegeartikel entfernt werden. Frische Blumen, wenn möglich und eventuell eine Kerze oder religiöse Symbole aufstellen.

> **_Praxisbeispiel:_** *Eine Kerze, mit dem Vornamen des/der Verstorbenen aus Wachsbuchstaben, die nach dem Versterben angezündet wird, kann den Angehörigen als Geste des Mitgefühls mitgegeben werden.*

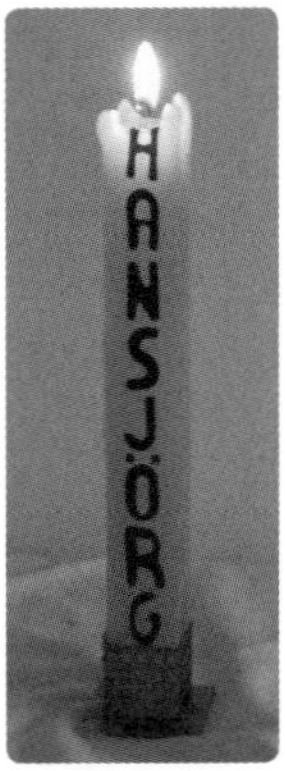

Das Zimmer soll gelüftet werden, die Heizung gedrosselt und es kann eventuell eine Duftlampe aufgestellt werden. Für die Angehörigen sollten ausreichend Sitzgelegenheiten im Zimmer sowie Getränke und Taschentücher bereitgestellt werden.

Aus der Trauerforschung ist bekannt, dass das Gestalten und Erleben des Abschiedes vom gerade Verstorbenen einen ganz wesentlichen Einfluss auf die nachfolgende Trauerarbeit hat. Sie sollten die Möglichkeit haben, sich für den Abschied so lange Zeit zu lassen, wie sie es brauchen. Angehörige sollen die Einzigartigkeit und Individualität der Situation erfahren dürfen und sie benötigen von Pflegenden dazu meist Ermutigung und die explizite Berechtigung.

Es ist wichtig, den Angehörigen und ihren individuellen Trauerreaktionen sensibel und achtungsvoll zu begegnen, ihnen Raum und Zeit für ihre Gefühle und ihren Abschied zu geben. Die Spannung zwischen dem Realisieren des Todes und dem Nicht-wahr-haben-wollen ist nicht aufzulösen, sondern erfahrbar zu machen und auszuhalten. Wenn Pflegende den Angehörigen ein individuelles Abschiednehmen ermöglichen, legen sie damit auch hilfreiche „Trittsteine" für die Bewältigung ihrer nachfolgenden Trauer. (Smeding 2005)

Praxisbeispiel: *Die Mutter einer verstorbenen 32-jährigen Patientin bittet darum, eine Locke der Tochter abschneiden zu dürfen. Sie erklärt: „Wissen Sie, ihre erste Locke habe ich auch aufbewahrt."*

Alles was jetzt geschieht, oder auch nicht geschieht, ist später nicht mehr nachzuholen. Noch ist der/die Verstorbene da und es gilt, die Zeit zum Abschied nehmen zu nützen. Es ist daher wichtig, den Angehörigen zu vermitteln, dass sie sich die Zeit für den Abschied nehmen dürfen, die sie brauchen.

Noch haben sie Gelegenheit, dem verstorbenen Menschen all das zu sagen, was während des Lebens ungesagt geblieben ist oder ihnen noch am Herzen liegt. Dazu kann es wichtig sein, dass alle Familienmitglieder auch die Gelegenheit haben, mit den Verstorbenen alleine zu sein, wenn sie das wünschen. Angehörige benötigen ein unterschiedliches Maß an Zeit, um sich von ihrem oder ihrer Verstorbenen für immer zu verabschieden. Das kann unter Umständen Stunden bis Tage dauern. Die meisten Angehörigen werden aber innerhalb eines Tages dahin kommen, dass es jetzt „gut ist" und sie die Verstorbenen zurücklassen können. (Nagele, Feichtner 2009) Es liegt in der Verantwortung der Pflegenden, für geeignete Rahmenbedingungen eines individuellen Abschieds zu sorgen, u. a. auch die Angehörigen dazu zu ermutigen, den Verstorbenen oder die Verstorbene anzusehen und zu berühren.

Für Angehörige kann es hilfreich sein, wenn Pflegende nachfragen, ob es außerhalb der Familie noch Personen gibt, die sich vielleicht von der/dem Verstorbenen verabschieden möchten. Es ist auch daran zu denken, andere, in die Betreuung eingebundene Personen wie PhysiotherapeutInnen, HausärztInnen, SeelsorgerInnen und ehrenamtliche BegleiterInnen über das Versterben des Patienten, der Patientin zu informieren.

14.4 Kinder als Angehörige

Häufig denken die Angehörigen in dieser Situation nicht an die Kinder, für die es ebenso wichtig ist, sich verabschieden zu können. Auch sie verlieren ihre Oma, ihren Opa oder gar ein Elternteil. Kinder leiden sehr, wenn sie ausgeschlossen werden. Der Tod eines nahen Angehörigen bedeutet auch für sie Verlust und Trauer.

Wie die Erwachsenen brauchen sie die Möglichkeit, sich verabschieden zu können. Auch für sie ist dieser Abschied später nicht mehr nachzuholen. Deshalb muss es Kindern, unabhängig von ihrem Alter, erlaubt sein, den Verstorbenen oder die Verstorbene noch einmal sehen zu dürfen. Die Erfahrung zeigt, dass Kinder sehr gut in der Lage sind, selbst zu entscheiden, ob und wie lange sie im Zimmer bei dem oder der Verstorbenen bleiben möchten, sie haben eine gute Wahrnehmung für eigene Grenzen. Deshalb sollen sie die Möglichkeit haben, den Raum zu verlassen, wenn sie dies möchten, und ebenso, nach ihrer Entscheidung, wieder hineinzugehen, wenn sie das wünschen.

Kinder stellen viele Fragen, sie möchten wissen, warum die Oma die Augen nicht aufmacht oder warum der Papa jetzt so bleich ist. Die Fragen der Kinder sollten ehrlich beantwortet werden. Viele Kinder möchten die Verstorbenen berühren und mit der Erklärung, dass die Haut des Toten jetzt möglicherweise kühl ist, soll ihnen das unbedingt erlaubt werden. Manchmal möchten Kinder Zeichnungen als Grabbeigaben anfertigen oder Briefe, Plüschtiere oder Blumen mitgeben.

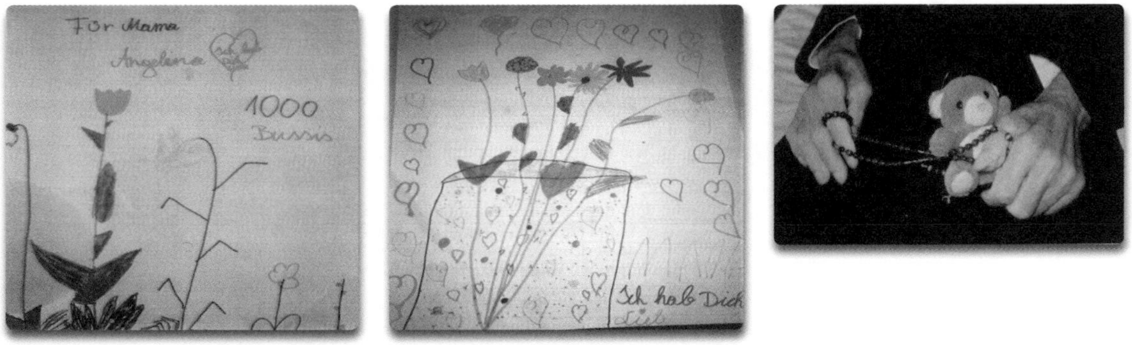

Abb. 18 a–c: Beigaben für den Sarg

14.5 *Abschiede der Pflegenden*

Mit dem Eintreten des Todes endet nicht automatisch die Beziehung zum Verstorbenen. Bei der Pflege der Verstorbenen erleben Pflegende häufig noch einmal eine besondere Präsenz der verstorbenen Person. Pflegende werden in dieser Situation aber auch mit ihren Ängsten, mit ihrer Trauer und mit ihrer Hilflosigkeit konfrontiert. Auch sie erfahren einen Trauerprozess. Deshalb ist es wichtig, dass Pflegende auch ihren Abschied von der verstorbenen Patientin, von dem verstorbenen Patienten bewusst gestalten.

Pflege ist die einzige Berufsgruppe, die nicht nur mit vielen Verstorbenen zu tun hat, sondern darüber hinaus oft einen engen (Pflege-)Bezug zu diesen Menschen hatte. Wer in einem Umfeld arbeitet, wo Sterben geschieht und miterlebt wird, wird immer eine gewisse Betroffenheit beim Tod eines Patienten, einer Patientin empfinden.

Falkenstein schreibt, dass es von der Beziehung zwischen den Pflegenden und den BewohnerInnen abhängt, ob der Tod als Belastung erlebt wird oder nicht. Es ist jedoch nicht nur die Beziehungsqualität zwischen den Pflegenden und Sterbenden maßgeblich, sondern vor allem auch die Qualität der Pflege. Wenn die pflegerische Betreuung eines Sterbenden den Vorgaben einer individuellen, angemessenen Palliativpflege entspricht, wird der nachfolgende Tod des Patienten, der Patientin von den Pflegenden als weit weniger belastend erlebt. (Falkenstein 2001)

Pflegepersonen haben das Recht, Trauer zu empfinden und diese auszudrücken. Hinter jeder Professionalität steht der Mensch mit all seinen Gefühlen und Empfindungen. Und als solcher kann und darf er berührt sein vom Tod eines anderen Menschen. Trauer und Tränenspuren zeugen nicht von unzureichender psychischer Belastbarkeit oder von unprofessionellem Verhalten, sondern von Menschlichkeit im Pflegeberuf.

Salis Gross (2001) bemerkt dazu, dass das Versorgen der Verstorbenen oft nicht gerade gerne gemacht wird. Meist geht man zu zweit ins Zimmer, man ist nicht gerne allein mit einem Toten. Es werden Handschuhe und Schutzkleider getragen, obwohl so kurze Zeit nach dem Tod kein hygienischer Grund dafür besteht. Meist wird die Versorgung von den Pflegenden jedoch als letzter Dienst am Patienten, an der Patientin wahrgenommen und mit besonderer Achtsamkeit durchgeführt. Eine respektvolle, achtsame Versorgung des Verstorbenen kann auch ein Ausdruck der eigenen Trauer sein. Ein persönlicher Abschied ermöglicht das Einlassen auf neue Betreuungssituationen und neue PatientInnen.

Der Tod eines Patienten, einer Patientin sollte immer auch ein Anlass zum Innehalten sein. Ein Mensch hat sein Leben beendet und es scheint, als würde gleichsam die Zeit stehen bleiben. Nichts scheint mehr wichtig.

Was hat uns dieser Mensch, den wir in seinem Sterben fürsorglich betreut haben, gelehrt? Wofür könnten wir uns bei ihm bedanken?

Jeder, der geht,
belehrt uns ein wenig
über uns selber.
Kostbarster Unterricht
an den Sterbebetten.
Alle Spiegel so klar
wie ein See nach großem Regen,
ehe der heutige Tag
die Bilder wieder verwischt.
Nur einmal sterben sie für
uns, nie wieder.
Was wüssten wir je ohne sie?
Ohne die sicheren Waagen,
auf die wir gelegt sind,
wenn wir verlassen werden.
Diese Waagen, ohne die nichts
sein Gewicht hat.
Wir, deren Worte sich verfehlen,
wir vergessen es. Und sie?
Sie können die Lehre nicht wiederholen.
Dein Tod oder meiner
der nächste Unterricht?
So hell, so deutlich,
dass es gleich dunkel wird.

Hilde Domin

Reflexionsfragen:

- Wie gelingt Ihnen der Abschied von verstorbenen PatientInnen?
- Wie unterstützen Sie die Angehörigen nach dem Versterben eines Patienten, einer Patientin?

Schlusswort

In der Palliativpflege haben wir viele Möglichkeiten, zum Wohlbefinden schwer kranker und sterbender Menschen beizutragen. Voraussetzung dafür ist, dass wir bereit sind, uns auf die Fragen um Sterben und Tod einzulassen und uns auch der Konfrontation mit unserer eigenen Endlichkeit stellen. In enger Zusammenarbeit mit anderen Professionen kann es so gelingen, die letzte Zeit im Leben unserer PatientInnen als wertvolle Lebenszeit zu erhalten. PflegehelferInnen leisten dazu einen ganz wesentlichen Beitrag. Die pflegerische Verantwortung gilt aber nicht nur den PatientInnen, sondern auch den Pflegenden sich selbst gegenüber. Nur wer gut für sich selbst sorgen kann, kann auch gut für andere sorgen. Deshalb ist es unverzichtbar, dass Pflegende für Ausgleich sorgen, sich bewusst Auszeiten gönnen und achtsam mit sich selbst umgehen. Die permanente Konfrontation mit Hilflosigkeit, mit Leiden, Sterben und Tod und die Herausforderung, die tägliche Balance zwischen Nähe und Distanz zu finden, gehört zu den Alltagserfahrungen in der Pflege. „Ich pflege als die, die ich bin. Ich kann nur gut pflegen, wenn es mir gut geht." Dieses Zitat von Liliane Juchli sei allen Pflegenden ans Herz gelegt.

Literaturverzeichnis

AGS Panel on Persistent Pain in Older Persons (2002): The Management of Persistent Pain in Older Persons. Journal of the American Geriatrics Society. 50. S. 205–224.

Armstrong, J. A./McCaffrey, R. (2006): The effects of mucositis on quality of life in patients with head and neck cancer. Clinical journal of oncology nursing 10:53–56.

Arndt, M. (2007): Ethik denken. Maßstäbe zum Handeln in der Pflege. Stuttgart : Thieme Verlag.

Aulbert, E./Klaschik, E./Pichlmaier, H. (Hrsg.) (2001): Ernährung und Flüssigkeitssubstitution in der Palliativmedizin. Beiträge zur Palliativmedizin. Band 4, Stuttgart-New York: Schattauer.

Baron, R./Strumpf, M. I. (2007): Praktische Schmerztherapie. Heidelberg: Springer Medizin Verlag.

Bernatzky, G./Likar, R. (2005): Schmerzphysiologie und Schmerz-Epidemiologie unter besonderer Berücksichtigung des Alters. In: Likar, R. (Hrsg.): Lebensqualität im Alter. Therapie und Prophylaxe von Altersleiden, Wien: Springer.

Bienstein, C./Fröhlich, A (1991): Basale Stimulation in der Pflege. Düsseldorf: Verlag selbstbestimmtes Leben.

Binsack, T. (1994): Ernährung und Flüssigkeitszufuhr bei Todkranken. Münchner Medizinische Wochenschrift. 136. Nr. 37, S. 550–551.

Borsi, G. (Hrsg.) (2006): Die Würde des Menschen im psychiatrischen Alltag. Göttingen: Vandenhoek und Ruprecht.

Brathuhn, S. (1999): Lernen, mit dem Tod zu leben. Menschenwürdiges Sterben – Möglichkeiten der Sterbebegleitung-Hospizbewegung. Bad Iburg: Der Andere Verlag.

Breitbart, W. (2004): Beyond Symptom Control: Psychosocial and existential issues in palliative care. In: Palliative Medicine. 18:303–393.

Brown, P./Chekryn, J. (1989): Dehydratation. Behandeln oder nicht? Krankenpflege. Soins Infirmiers. 11:14–16. PubMed, (4.9. 2011).

Bruera, E. (2004): The Developement of a Palliative Care Culture. Journal of Palliative Care. 20. 4:326–319.

Bruera, E./Heimerl, K. (2004): Entwicklungsstadien palliativer Kultur im Krankenhaus. In: Knipping, C. (Hrsg.): Lehrbuch Palliative Care. St. Gallen: Huber Verlag.

Büche, D. (2006): Phänomene der Chronifizierung des Schmerzes. In: Knipping, C.: Lehrbuch Palliative Care. Bern: Hans Huber Verlag.

Calman, K. C. (1984): Quality of life in cancer patients. An hypothesis. In: J Med Ethics. 1984 Sept. 10(3):124–127. PubMed (4.9. 2011).

Carr, D. (1981): Endorphins at the Approach of Death. Lancet. Febr. 14:390.

Carr, E. C. J./Mann, E. M. (2002): Schmerz und Schmerzmanagement. Praxishandbuch der Pflegeberufe. Bern: Huber Verlag.

Chochinov, H. M./Hack, T./Hassard, T./Kristjanson, L./McClement, S./Harlos, M. (2002): Dignity in the terminally ill: a cross-sectional, cohort study. The Lancet, 360 (21/28), 2026–2030.

Cina-Tschumi, B. (2007): Evidenz-basierte Pflege am Beispiel von Kälteanwendungen nach ausgewählten orthopädischen Eingriffen – eine Literaturstudie. Pflege, 20(05), p.0258-0267. Available at: http://www.verlag-hanshuber.com/zeitschriften/doi.php?doi=10.1024/1012-5302.20.5.258.

Crawford, G. B./Price, S. D. (2003): Team working: palliative care as a model of interdisciplinary practice. In: Med J Aust. 179 (6. Suppl):32–34. www.ncbi.nlm.nih.gov/pubmed/12964934 (17. 8.2011)

Davies, E./Higginson, I. J. (2004): Better Care for older people. Copenhagen: World Health Organisation Europe.

Deutsche Gesellschaft zum Studium des Schmerzes (2002): Kurzfassung Ethik-Charta der DGSS. Deutscher Schmerzkongress Berlin. http://www.dgss.org (3.1.2012).

Dibelius, O./Arndt, M. (Hrsg.) (2001): Pflegemanagement zwischen Ethik und Ökonomie. Eine europäische Perspektive, Hannover: Schlütersche.

Donabedian, A. (1992): Quality assurance in health care. Consumer's role. Quality in Health Care. 1:247–251. Michigan.

Doyle, D. (2004): The Essence of Palliative Care. A Personal Perspective. London: National Council for Hospice and Specialist Palliative Care Services.

Drechsel, W. (2008): Der Umgang mit Sterbenden. In: Anderheiden, M./Bardenheuer, H. J./ Eckart., W. U.: Ambulante Palliativmedizin als Bedingung einer ars moriendi. Tübingen: Mohr Siebeck.

Enck, R. (1994): The Medical Care of Terminally Ill Patients. Baltimore: Johns Hopkins University Press.

Falkenstein, K. (2001): Die Pflege Sterbender als besondere Aufgabe der Altenpflege. Hagen: Brigitte Kunz Verlag.

Fegg, M./Wasner, M. (2005): Personal Values and Individual Quality of Life in Palliative Care Patients. In: Journal of Pain and Symptom Management. 30. 154–159. Frankfurt: Elsevier.

Ferrell, B. R./Ferrell, B. A. (Hrsg.) (1996): Pain in the elderly. Seattle: IASP Press.

Ferrell, B. R. (1996): Patients education and non-drug interventions. In: Ferrell, B. R./Ferrell, B. A. (Hrsg.): Pain in the elderly. Seattle: IASP Press.

Fischer, T. (2007): Hilfsmittel für die Beobachtung, aber kein Ersatz der Fachlichkeit. Pflegezeitschrift. 6:311, Stuttgart: Kohlhammer Verlag.

Gabl, C./Jox, R. (2008): Wiener Medizinische Wochenschrift . 158/23–24: 642–649. Wien, New York: Springer Verlag.

George, W./George, U. (2003): Angehörigenintegration in der Pflege. München: Ernst Reinhardt Verlag.

Gillam, J. L./Gillam, D. G. (2006): The assessment and implementation of mouth care in palliative care. A review. The Journal of the Royal Society for the Promotion of Health 126:33.

Goleman, D. (2003): Dialog mit dem Dalai Lama. Wien-München: Hanser.

Grossmann, R. (2000): Organisationsentwicklung im Krankenhaus. In: Heller, Andreas et. al. (Hg.): Kultur des Sterbens. Bedingungen für das Lebensende gestalten. Freiburg: Lambertus Verlag.

Hagerty, R. G./Butow, P. N./Ellis, P. M. et al. (2005): Communicating with realism and hope: Incurable cancer patients' views on the disclosure of prognosis. In: Clinical journal of oncology nursing 23:1278–1288.

Heimerl, K. et al. (2007): Implementierung der Palliative Care im Überblick. In: Knipping, C. (Hrsg.): Lehrbuch Palliative Care. St. Gallen: Huber Verlag.

Heller, A. (2000): Ambivalenzen des Sterbens. Einschätzungen zum gegenwärtigen Umgang mit dem Sterben und den Sterbenden. In: Heller, A./Heimerl, K./Metz, C. (Hrsg.): Kultur des Sterbens. Bedingungen für das Lebensende gestalten. Freiburg i. Br.: Lambertus.

Heller, A./Knipping, C. (2006): Palliative Care. Haltungen und Orientierungen. In: Knipping, C. (Hrsg.): Lehrbuch Palliative Care. Bern: Huber.

Heller, A./Heimerl, K./Metz, C. (Hrsg.) (2000): Kultur des Sterbens. Bedingungen für das Lebensende gestalten. Freiburg i. Br.: Lambertus.

Höfler, A. E. (2001): Die Geschichte der Hospizbewegung in Österreich. Zukunft braucht Vergangenheit. Kursbuch palliative care. 2. Wien: Dachverband Hospiz Österreich.

Husebo, S./Klaschik E. (2003): Palliativmedizin. Berlin-Heidelberg-New York: Springer Verlag.

Knipping, C. (Hrsg.) (2006): Lehrbuch Palliative Care. Bern: Huber Verlag.

Knipping, C. (2009): http://www.age-stiftung.ch/fileadmin/user_upload/PDF/TotalPain.pdf (10.9. 2011).

Kojer, M./Heimerl, K. (2009): Palliative Care ist ein Zugang für Hochbetagte Menschen. Ein erweiterter Blick auf die WHO-Definition. Palliative Care Zeitschrift für Palliativmedizin. 10:154–161. Kojer, M./ Schmidl, M. (2001): Demenz und Palliative Geriatrie in der Praxis. Wien, New York: Springer Verlag.

Kopke, K. (2010): Die Atemstimulierende Einreibung (ASE) – Eine pflegerische Interventionsstudie zur Schmerzreduktion bei mehrfach erkrankten älteren Menschen. Unveröffentlichte Dissertation, Medizinische Fakultät Charité – Universitätsmedizin Berlin 2010.

Kränzle, S./Schmid, U./Seeger, C. (2006): Palliative Care. Handbuch für Pflege und Begleitung. Heidelberg: Springer Medizin Verlag.

Kübler-Ross, E. (2000): Das Rad des Lebens. München: Droemer Knaur.

Lavoie, M./De Konick, T./Blondeau, D. (2006): The nature of care in light of Emmanuel Levinas. Nursing Philosophy 7(4):225–234. Pub med.

Lederer, W./Feichtner, A./Medicus, E. (2011): Wiener Medizinische Wochenschrift. Volume 161. Numbers 21–22:543–547.

Loewy, E. (1995): Ethische Fragen in der Medizin, Wien, New York: Springer Verlag.

Loewy, E. (2000): Orchestrieren oder töten. In: Loewy, E./Gronemeyer, R. (Hg.): Die Hospizbewegung im internationalen Vergleich. Herausgegeben vom Projekt zur Hospizbewegung im Fachbereich Sozial- und Kulturwissenschaften der Justus-Liebig-Universität Gießen Institut für Soziologie. Gießen.

Margulies, A./Fellinger, A./Kroner, Th./Gaisser, A. (Hrsg.) (2002): Onkologische Krankenpflege. Berlin-Heidelberg: Springer.

Maslow, A. H. (1977): Motivation und Persönlichkeit. Olten: Walter-Verlag AG.

Mennemann, H. (1998): Sterben lernen heißt leben lernen. Sterbebegleitung aus sozialpädagogischer Perspektive. Münster: LIT Verlag.

Morrison et al. (2000): J Pain Symptom Management. 19:240–248. Frankfurt: Elsevier.

Mount, B. M./Jones, A./Patterson, N. A. (1974): Death and dying: attitudes in a teaching hospital. Urology 4: 741. PMID: 4454119 [PubMed - indexed for MEDLINE]

Müller-Busch, H. C. (2000): Palliativmedizin im 21. Jahrhundert. Was tun? Was unterlassen? In: Palliativmedizin 2000. 1(1):1–9. Stuttgart-New York: Georg Thieme Verlag.

Müller-Busch, H. C./Simon, A./Schildmann, J. (2007): Ethik in der Palliativmedizin. Zeitschrift für Palliativmedizin . 8:55–68.

Müller, M. (2006): Total Pain. In: Knipping, C.: Lehrbuch Palliative Care. Bern: Hans Huber Verlag.

Müller-Mundt, G. (2005): Chronischer Schmerz. Herausforderungen für die Versorgungsgestaltung und Patientenedukation. Bern: Verlag Hans Huber.

Nagele, S./Feichtner, A. (2005): Lehrbuch der Palliativpflege. Wien: Facultas Verlag.

Nagele, S./Feichtner, A. (2009): Lehrbuch der Palliativpflege. Wien: facultas.wuv Verlag.

O'Boyle, C. et al. (1997): Quality of life issues in palliative medicine. J. Neurol. 244:18–25. Berlin-Heidelberg: Springer Verlag.

Osterbrink, J. (1999): Tiefe Atementspannung. Einfluss auf Inzisionsschmerz, Angst und Leiden bei Patienten in der postoperativen Frühphase. Bern-Göttingen-Toronto-Seattle: Huber.

Pioch, E. (2005): Schmerzdokumentation in der Praxis. Berlin-Heidelberg: Springer Verlag.

Pleschberger, S. (2006): Bloß nicht zur Last fallen. Leben und Sterben in Würde aus der Sicht alter Menschen in Pflegeheimen. Dissertation. Gießen: Justus-Liebig-Universität Gießen.

Pleschberger, S. (2002): Konzeptionelle Grundlagen und internationale Entwicklung. Palliative Care unter besonderer Berücksichtigung der Pflege. In: Metz, C./Wild, M./Heller, A. (Hg.): Balsam für Leib und Seele. Pflegen in Hospiz- und Palliativer Betreuung. Freiburg: Lambertus.

Reimann, U. (2006): Zusammenarbeit im multiprofessionellen Team. Leichter gesagt als getan? In: Die Hospizzeitschrift. Ausgabe 28. S. 9–10. Friedrich Verlag

Reitinger, E./Heller, A./Tesch-Römer, C./Zeman, P. (2004): Leitkategorie Menschenwürde. Zum Sterben in stationären Pflegeeinrichtungen. Freiburg i. Br.: Lambertus.

Rizzolatti, G./Sinigaglia, C. (2008): Empathie und Spiegelneurone. Die biologische Basis des Mitgefühls. Berlin: Suhrkamp Verlag.

Roing, M./Hirsch, J. M./Holmstrom, I. (2007): The uncanny mouth. A phenomenological approach to oral cancer. Patient Educ Couns. 67(3):301–306. www.ncbi.nlm.nih.gov/pubmed/17374473 (4.9. 2011).

Russell, P./Sander, R. (1998): Palliative care: promoting the concept of a healthy death. British Journal of Nursing. 7 (5). 256–261. www.ncbi.nlm.nih.gov/pubmed/9616545 (4.9. 2011)

Salis Gross, C. (2001): Der ansteckende Tod. Eine ethnologische Studie zum Sterben im Altersheim. Frankfurt-New York: Campus.

Saunders, C. (2009): Sterben und Leben, Spiritualität in der Palliative Care. Zürich: Theologischer Verlag Zürich.

Saunders, C./Baines, M. (1991): Leben mit dem Sterben. Betreuung und medizinische Behandlung todkranker Menschen. Bern: Huber Verlag.

Scherer, G. (1979): Das Problem des Todes in der Philosophie. Darmstadt: Wissenschaftliche Buchgesellschaft.

Schreiber, H. L. (1989): Die Würde des Menschen. In: Borsi, G. (Hrsg.): Die Würde des Menschen im psychiatrischen Alltag. Göttingen: Vandenhoeck und Ruprecht.

Schürenberg, A. (1993): Die ASE Pflege. Bd. 6. Bern: Huber Verlag.

Senn, H. J./Drings, P./Glaus, A./Jungi, W. F./Pralle, H. B./Sauer, R./Schlag, P. M. (Hrsg.) (2001): Checkliste Onkologie. Stuttgart-New York: Thieme.

Smeding, R. M. (2005): Trauer erschließen. Wuppertal: Der Hospiz Verlag.

Snow, A. et al. (2004): A conceptual model of pain assessment for noncommunicative persons with dementia. The Gerontologist. 44 (6):807–817.

Snyder, M./Wieland, J. (2003): Complementary and alternative therapies: what is their place in the management of chronic pain? The Nursing clinics of North America. 38 (3):495–508.

Sonde, L./Emami, A./Kiljunen, H./Nordenram, G. (2011): Care providers' perceptions of the importance of oral care and its performance within everyday caregiving for nursing home residents with dementia. Scand J Caring Sci. 25:92–99. www.ncbi.nlm.nih.gov/pubmed/20561267 (18.8. 2011).

Stappen, B./Dinter, R. (2000): Hospiz. Was Sie wissen sollten, wenn Sie sich engagieren wollen. Freiburg: Herder Verlag.

Steffen-Bürgi, B. (2006): Reflexionen zu ausgewählten Definitionen in der Palliative Care. In: Knipping, C. (Hrsg.): Lehrbuch Palliative Care, Bern: Huber Verlag.

Street, A./Kissane, D. (2001): Constructions of dignity in end-of-live Care. Journal of Palliative Care. Vol 17, No. 2. S. 94.

Tausch-Flammer (2009), zit. aus: Einblicke. Nr. 50, 24. Jg., S. 16–19, Oldenburg: Präsidium der Carl von Ossietzky Universität Oldenburg Presse & Kommunikation.

Ullrich, L./Stolecki, D./Grünewald, M (2005): Thiemes Intensivpflege und Anästhesie. Stuttgart: Georg Thieme Verlag.

Volicer, L. (2004): Dementias. In: Voltz et al.: Palliative Care in Neurology. Oxford: Oxford University Press.

Voltz et al. (2006): Palliative Care in Neurology. Oxford: Oxford University Press.

Wikström, S./Gunnarsson, T./Nordin, C. (2003): Tactile stimulus and neurohormonal response: a pilot study. International Journal of Neuroscience 2003. 113 (6):787–793.

Windisch, I. (2011): Die Nächste, bitte! Reflexionen und Geschichten einer Palliativen Care-orientierten Hausärztin am Beispiel des Körpers von Frauen im Alter. Bozen: Studienverlag.

Wolfson, C. et al. (2001): A Reevaluation of the Duration of Survival After the Onset of Dementia. New England Journal of Medicine. 344:1111–1116. http://www.nejm.org/ (28.8. 2011).

World Health Organization (2002): National cancer control programmes: policies and managerial guidelines, 2nd ed. Geneva.

World Health Organization: Definition of palliative Care.
http://www.who.int/cancer/palliative/definition/en/ (29.05.2011).

Yoneyama, T./Yoshida, M./Mukaiyama, H. (2002): Oral care reduces pneumonia in elderly patients in nursing homes. Journal of the American Geriatric Society, 50:430–3. Wiley, Online Library (8.9. 2011).

Die neue Pflegehilfereihe bei facultas.wuv

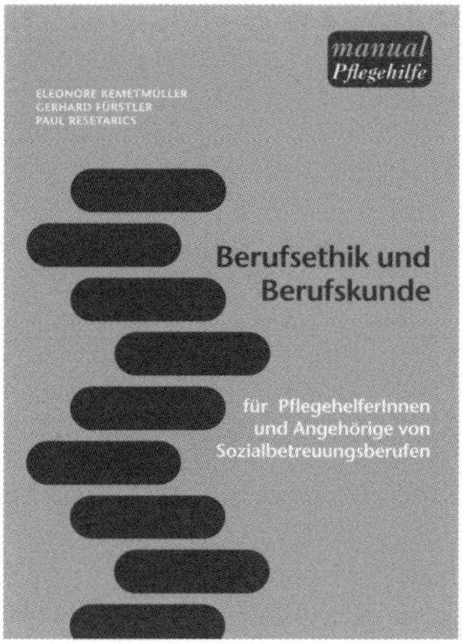

Eleonore Kemetmüller, Gerhard Fürstler, Paul Resetarics

Berufsethik und Berufskunde

für PflegehelferInnen und Angehörige von Sozialbetreuungsberufen

facultas.wuv 2011, 104 Seiten, broschiert
EUR 16,90 [A] / EUR 16,40 [D] / sFr 23,90
ISBN 978-3-7089-0732-1

Das Lehrbuch vermittelt Kenntnisse zur Grundlagen der allgemeinen Ethik, zu ethischen Fragen in der Praxis der Pflegehilfe sowie der Sozialbetreuung, zum historischen Verständnis des Gesundheits- und Krankenpflegeberufes der Pflegehilfe und der Sozialbetreuungsberufe sowie zu ausgewählten Themen der angewandten Ethik.
Das Buch richtet sich an Lernende und Lehrende im Gesundheitswesen mit dem Schwerpunkt Pflegehilfe und Sozialbetreuung.

www.facultas.wuv.at **facultas.wuv**